漢字脳活ひらめきパズルの実践で
記憶力を高め
物忘れを寄せつけない
脳になりましょう!

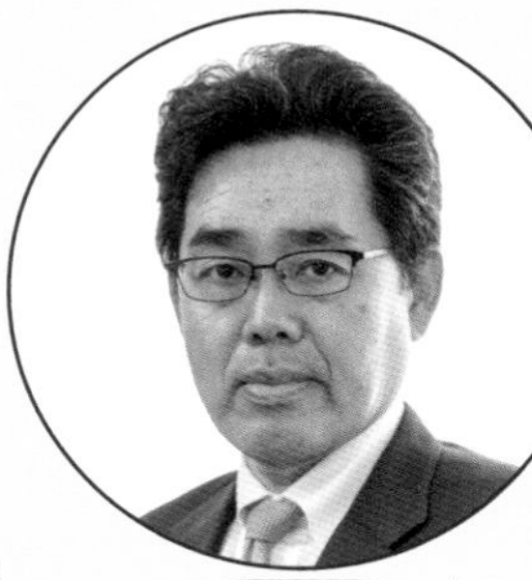

監修
東北大学教授
川島隆太（かわしまりゅうた）

川島隆太先生 プロフィール

1959年、千葉県生まれ。1985年、東北大学医学部卒業。同大学院医学研究科修了。医学博士。スウェーデン王国カロリンスカ研究所客員研究員、東北大学助手、同専任講師を経て、現在は東北大学教授として高次脳機能の解明研究を行う。脳のどの部分にどのような機能があるのかという「ブレイン・イメージング」研究の日本における第一人者。

年を取ると、誰もが気になる
物忘れやうっかりミス。
会話では、言葉が浮かんでこなくなり、
「アレ」「ソレ」を使うことも増えてきます。

物忘れが頻繁に起こると、
認知症の前兆ではないかと、
心配になる人もいるのではないでしょうか。

脳は何歳になっても鍛えられ、
衰えた脳の働きを取り戻すことができます。
そのために役立つのが
『漢字脳活ひらめきパズル』シリーズです。

漢字パズルに取り組むことで脳は鍛えられ、
物忘れやアレソレ会話の改善につながります。
毎日実践して、脳をぐんぐん
若返らせて記憶力を高め、
物忘れやうっかりミスを
寄せつけない脳をめざしましょう。

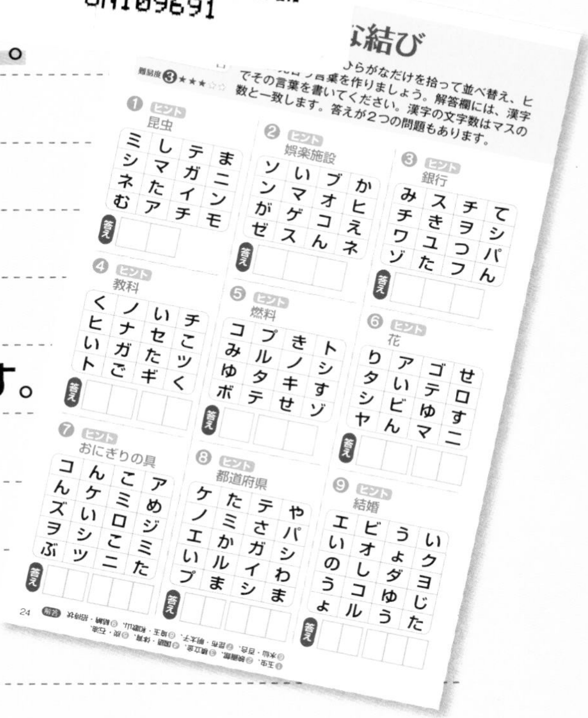

毎日脳活スペシャル

漢字脳活
ひらめきパズル⑪

女優 宮崎美子（みやざきよしこ）さん

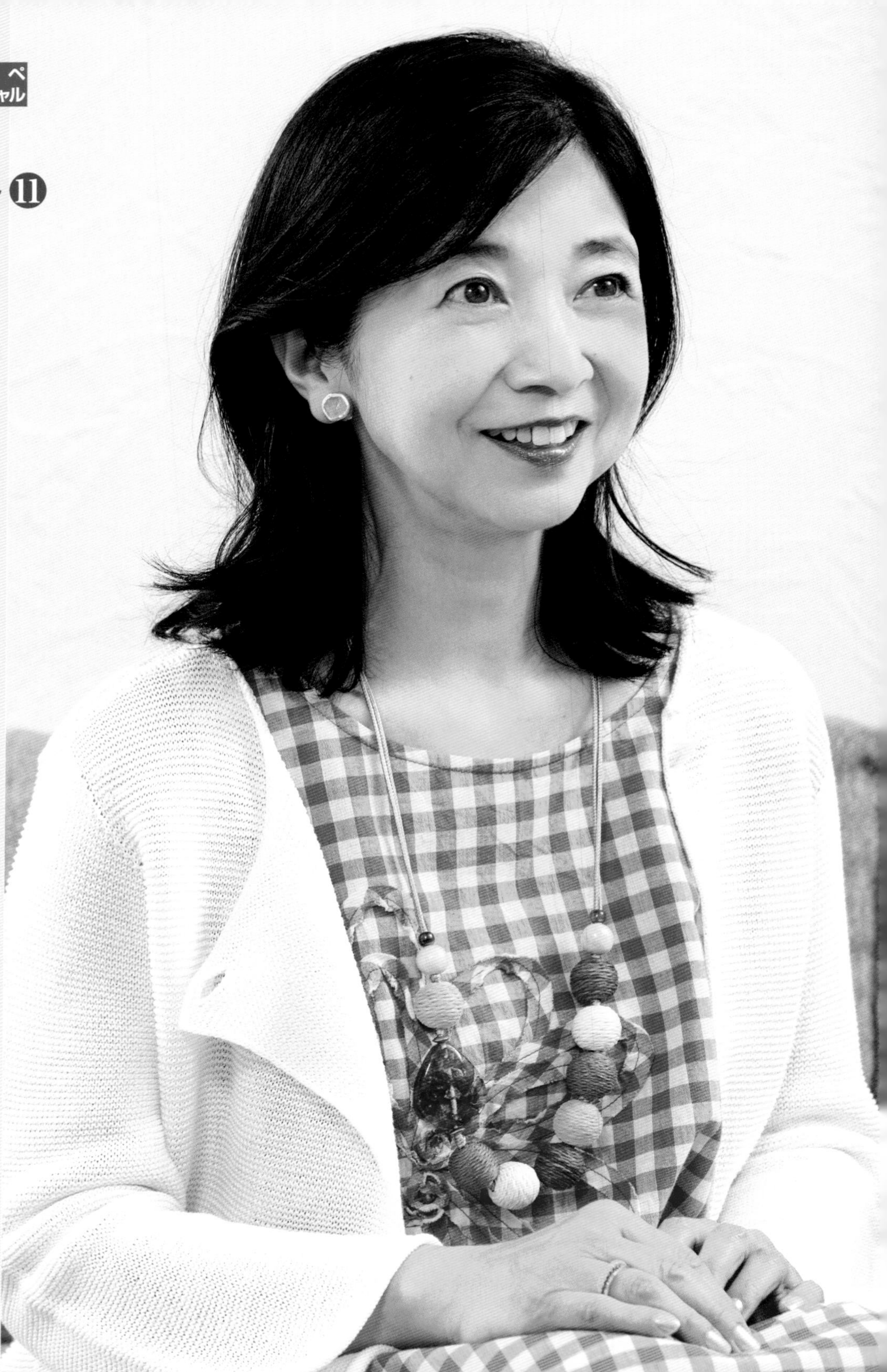

決して堅苦しくなんかないんです
時代小説ってこんなにおもしろい！

江戸情緒が残る町
人形町へ行きました

今年の春、久しぶりに東京都中央区の人形町（日本橋人形町）を訪れました。

人形町といえば、安産と水難よけにご利益があるといわれる水天宮（すいてんぐう）が有名です。この町には、江戸時代の庶民の娯楽だった人形芝居に関わる人たち、つまり人形を作る人や修理する人、人形を売る人、舞台で人形を操る人形師さんたちがおおぜい暮らしていたんだそうです。そのため、いつしか人形町と呼ばれるようになったといわれています。

そんな人形町は、今でも歴史ある工芸店や食の老舗が多く、下町らしさが残る素敵な町です。

まず、浴衣（ゆかた）を仕立ててもらうために呉服屋さんへ行きました。お願いした呉服屋さんは、毎年手ぬぐいを作っていただいていて、おつきあいの長いお店なんです。ただ、浴衣をあつらえていただくのは久しぶりなので、とても楽しみにしていました。早く着たいな〜と今からワクワクしています。

お昼は、老舗の洋食屋さんでいただきました。とてもおいしく、伝統の味を堪能させていただきました。

味もさることながら、ウエイトレスさんなどお店の方々も、年齢にして50代くらいの方々なのかな、熟練した接客で、もうなんというか、安心感が違うんですよ。

その後は、「甘酒横丁」をブラブラ散歩。商店街としてはそんなに大きくはないのですが、長年愛されつづけてきた老舗や名店がズラリ！散策しているだけでも、とても楽しいんです。ちなみに甘酒横丁という名前は、この通りの入り口近くに「尾張屋」という甘酒屋があったことに由来しているそうですよ。

私は江戸時代を舞台にした小説を読んだ

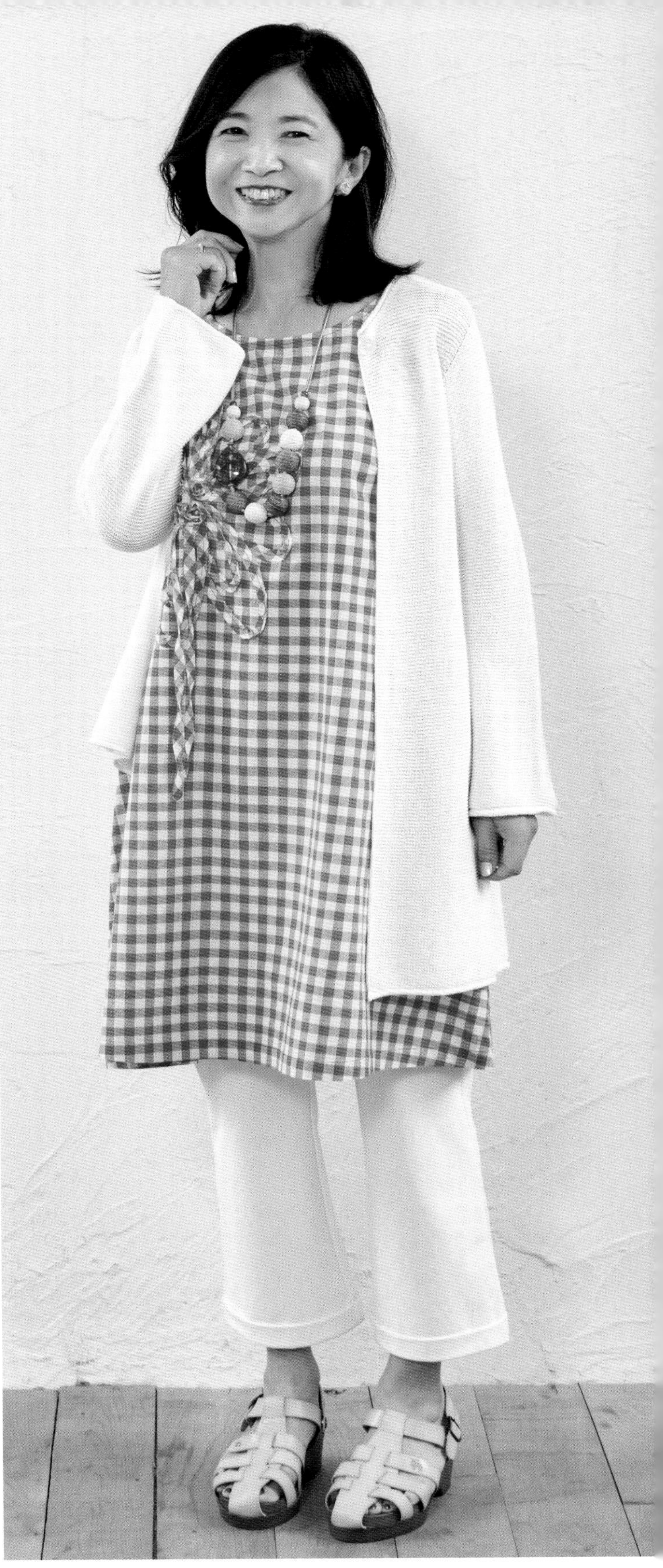

撮影◎石原麻里絵（fort）
ヘアメイク◎岩出奈緒
スタイリスト◎坂能翠（エムドルフィン）
衣装協力◎ギンガムチェックチュニック、アシンメトリーカーディガン、パンツ、ネックレス／ともにTABASA/株式会社パパス☎03-6427-9306
イヤリング／ベルマリエ玉川店☎03-3707-4855
珊瑚リング／アジュテ ア ケイ☎088-831-0005
www.kyoya-coral.com
グルカサンダル／ glitter モザイクモール港北店
☎045-914-2201

Profile

宮崎美子さん

1958年、熊本県生まれ。1980年に篠山紀信氏の撮影で『週刊朝日』の表紙に掲載。同年10月にはTBSテレビ小説『元気です！』主演で本格的デビュー。2009年には漢字検定１級を受けて見事に合格。現在では映画やドラマ、バラエティ番組と幅広く活躍している。2020年にデビュー40周年を迎えた。

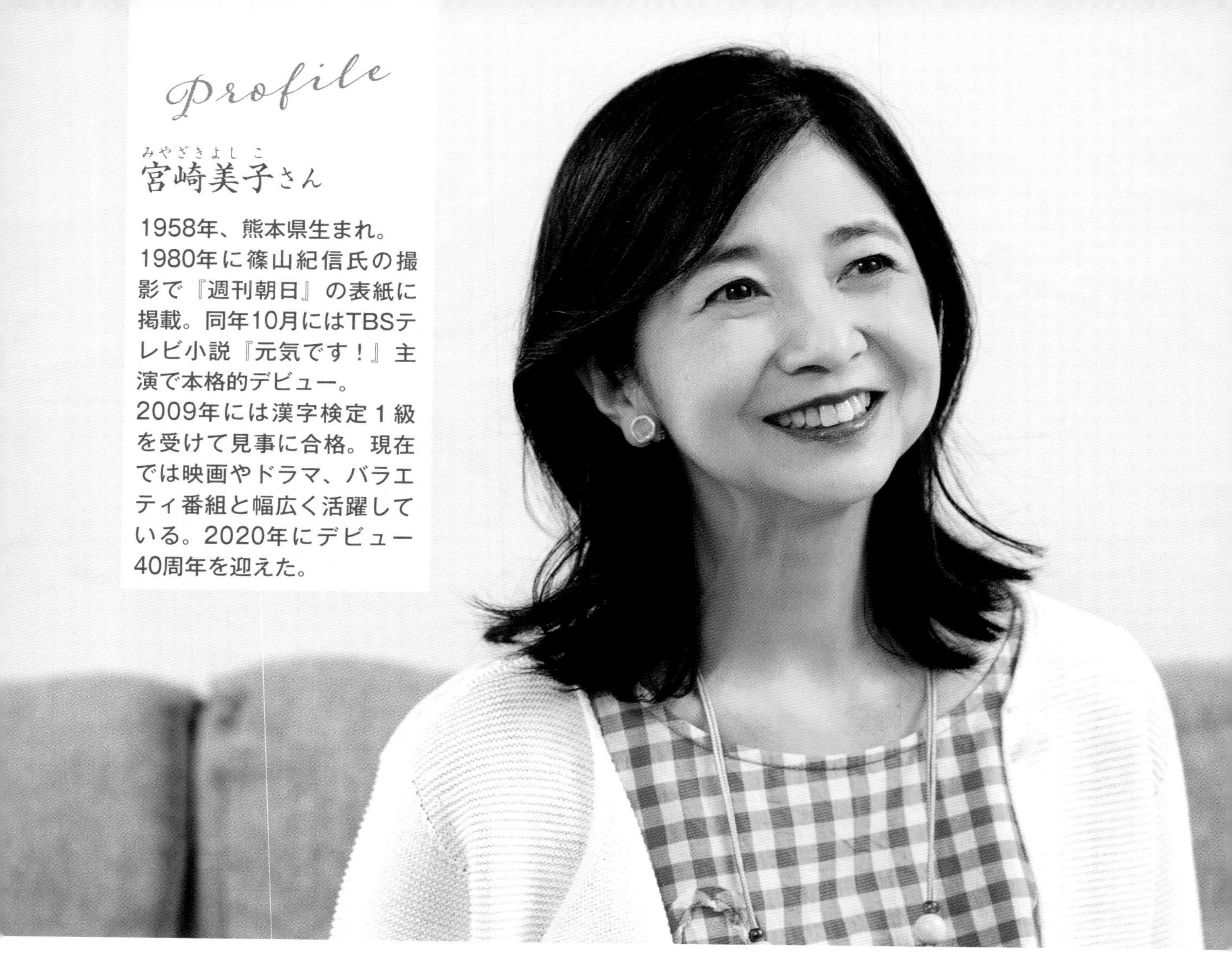

り、時代劇ドラマに出演させていただくことがよくあるのですが、そんな私から見ても、人形町は時代小説の舞台そのままの、江戸情緒あふれる町だと感じています。浴衣が出来上がったら袖を通して、ゆっくり歩いてみたいな～と思っています。

現代的な発想で描かれる時代小説がおもしろい！

『漢字脳活ひらめきパズル』者のみなさんの中にも、時代小説を読んだり時代劇を観たりすることが趣味、という方は少なくないのではないでしょうか。

私は読書が趣味で、ジャンルを問わずさまざまな本を幅広く読んでいます。中でも、時代小説は大好きですね。ところで、時代小説の舞台となる時代って、武士が日本刀を腰に差しているところまででしたっけ？昭和の初期は含まれないのかな？まあ、そのあたりは特にこだわっていないんですけど（笑）。

時代小説というと、「文体も内容も堅苦しい」「専門用語が難しい」と思われがちですよね。実際、「テレビの時代劇は好きだけど、時代小説はちょっと……」という方も少なくないみたいです。

でも、最近の時代小説は、時代背景の描写に関するお約束は守りつつも、軽い文体で読みやすいものが増えてきた印象があります。セリフ回しも今風で、下手をするとカタカナ言葉が出てきそうなライトな感じです。まあ、さすがに「この宿屋はサービスがいい」なんていうセリフは出てきませんけどね。

内容についても、現代的なテーマを落とし込んでいるものが増えました。例えば、ジェンダー（社会的・文化的な性差）の問題や、子育ての悩みとか。現代社会の問題を時代小説に託して考える、というパターンが結構あるような気がしています。

時代小説に出てくる女性の性格って、ある程度、枠にはまってるじゃないですか。「夫を支える貞淑な妻」なんていうのが典型ですよね。確かに、そうした枠から抜け出せない部分はあるんですけど、それでいながら結構いいたいことをいっているな、というような登場人物も増えていると感じます。

特に、時代小説で描かれる庶民の女性に、そうした印象を強く感じますね。町場のおかみさんとか。おばちゃんの強さは時代を問わないんだなーって強く思います（笑）。

時代小説の舞台では、必ずしも現代の価値観が通用するわけではありません。でも、そんな時代に生きる登場人物は、私たちと同じような悩みを抱えています。だから私たちも、時代小説を読んで、同じ悩みや人生について考えることができます。そこが、時代小説の魅力の１つではないでしょうか。

このように、現代的な発想で描かれている時代小説もどんどん増えてきています。みなさんも、きっと親近感がわいておもしろく読める時代小説に出合えると思いますよ。

時代劇映画の撮影における黒澤明監督の強いこだわり

私は女優なので、「時代小説を読む」だけでなく、時代劇で「時代小説の登場人物を演じる」ことも多くあります。

時代劇では、その時代の建物や風景を再現したセットの中で撮影しますよね。私の場合は、例えば長屋の狭さとか隣近所との距離感とか、そうしたものを実際に体験しているので、そのぶん、時代小説をより楽しめているのかもしれないですね。そこは幸運なところだと思います。

時代劇とはいえ、演じるのは私を含めて現代人だし、観てくださる方も現代人なので、現代に即したテーマの時代劇が多いですよね。もっともそれは今に始まったことではなく、かなり前からそうした傾向はありました。50年以上前に始まった時代劇「必殺仕事人」は、設定は江戸時代でしたけど、描かれる内容はまさに現代社会の諸問題をテーマにしていましたしね。

でも、その一方で、現代に媚びない、本物の時代劇の魅力も色あせてはいないと思います。

時代劇といえば、なんといっても黒澤明監督。私は25歳のときに黒澤監督の映画『乱』に出演させていただきました。あのときの経験は私の大きな財産になっています。

黒澤監督のエピソードとしてよく知られているのが、「映像に映ることのない引き出しやタンスの中にも、小道具を入れて撮影する」ということ。しかも、中に何かが入っていればいいというわけではなく、ちゃんと時代考証上、正しい小道具が入っていないとダ

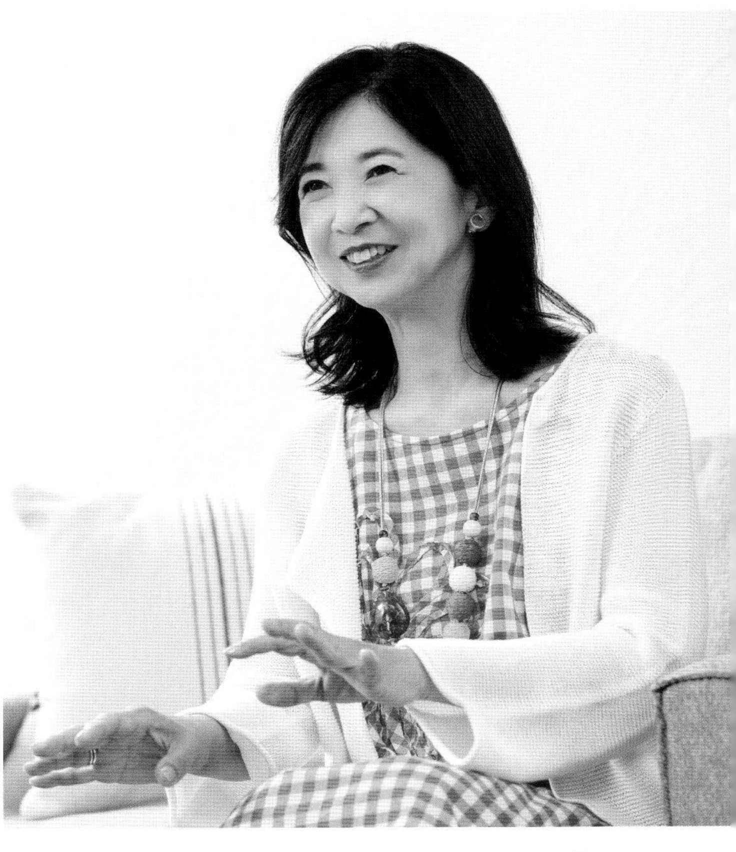

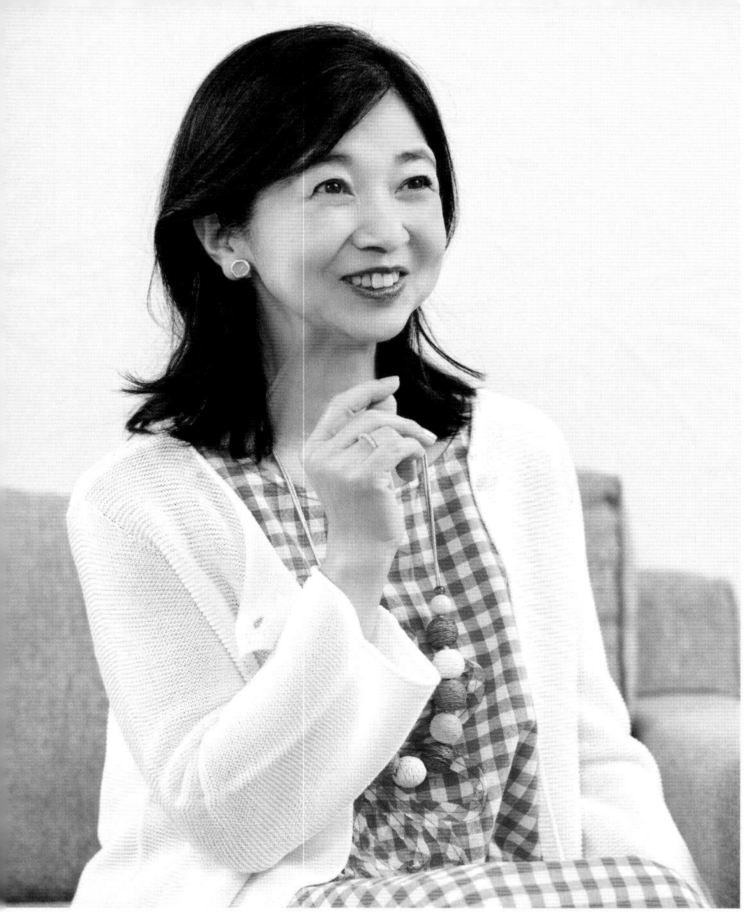

メなんです。

引き出しやタンスに物が入っていないと、俳優も物が入っていない演技をしてしまうというのが黒澤監督の考え方で、そこはこだわりの強い方でした。私たち俳優も、ちゃんと物が入っているんだという現場の雰囲気の中で演じるわけですから、その空気は絶対に演技や画面に現れて、必ず視聴者に伝わると思うんですね。

とはいえ、今ではそうした現場は少なくなりました。そこまでこだわりを通せる監督が少なくなったからかもしれません。

時代小説で描かれる「闇」が深みを与えているのかも

以前のインタビューで、「ミステリの分野で奇想天外な設定の小説が増えてきた」というお話をしました（❽巻参照）。時代小説でもおもしろい発想の作品が、ここのところたくさん出てきていますね。

例えば、時代小説とファンタジーが融合した作品。ファンタジー小説といえば、主人公が異世界で超能力や魔法を駆使する物語という印象がありますが、意外に時代小説とファンタジーって、相性がいいように思えます。

そのヒントは、「闇」にあるのかもしれません。闇って怖いですよね。何が出てきてもおかしくない。まさに「鬼が出るか蛇が出るか」わからない状態です。

時代小説の舞台は主に江戸時代以前ですから、夜になると真っ暗闇。そのせいか、闇の中にいそうな不思議なもの、例えば妖怪だったり怪しい盗賊だったり、そういった怖い存在が出てくる作品がたくさんあるんです。そうした不思議なものと、ファンタジーの相性がいいのかなって、思っています。

また、最近は、「石見(いわみ)銀山」を舞台にした２つの時代小説を読みました（注）。鉱山の坑道の闇の中で光るもの（銀）を取るというお話ですから、これも闇が深くかかわっているんですね。

でも、時代小説で描かれる闇って、実はとても大切なものなんじゃないかって思うんです。

現代ってどこも明るくて、暗闇ってほとんどないじゃないですか。闇の恐怖というか畏

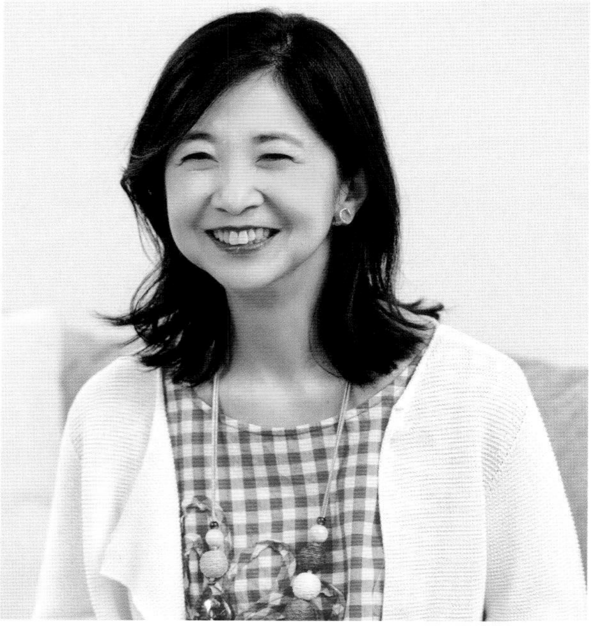

（注）澤田瞳子著『輝山』、千早茜著『しろがねの葉』

怖というか、もっといえば命の根源のようなものともいえるのかな。何もないところから命が誕生するみたいな。そうしたものに触れる機会って、実はあまりないような気がします。

そうした、普段私たちが忘れがちなものを、時代小説が思い出させてくれる。時代小説の深みって、そこにあるのかもしれませんね。

と、いろいろ思いつくまま述べてまいりましたが、これらはあくまで個人の感想です。これも前にお話ししましたが、時代小説に限らず、どんなジャンルの小説でも、読み方は自由でいいと思うんです。ご自分なりの読み方で時代小説を楽しんでいただき、そのさいに私の考え方が少しでも参考になるなら、とてもうれしく思います。

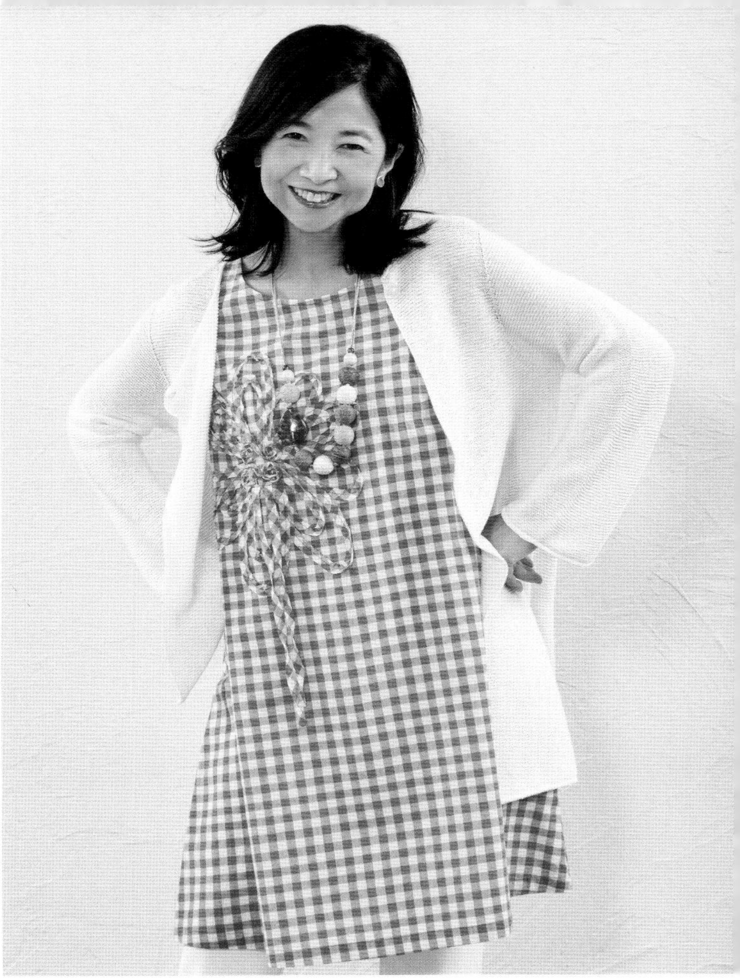

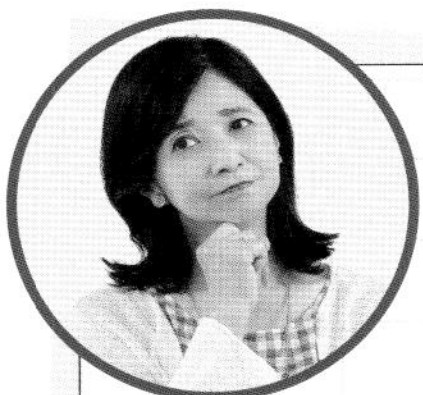

今月のおまけトリビア

私が旅した全国の難読地名クイズ

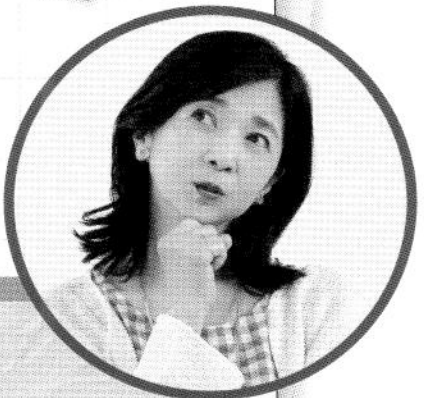

「今月のおまけトリビア」、今回から、私が実際に訪れた場所で見つけた難読地名から出題いたします！

先日、仕事で沖縄に行ってまいりました。目的地は「山原」という地域。もちろん「やまはら」ではないですよ。さて、なんと読むでしょうか？地元の人なららくに解けるかな～。

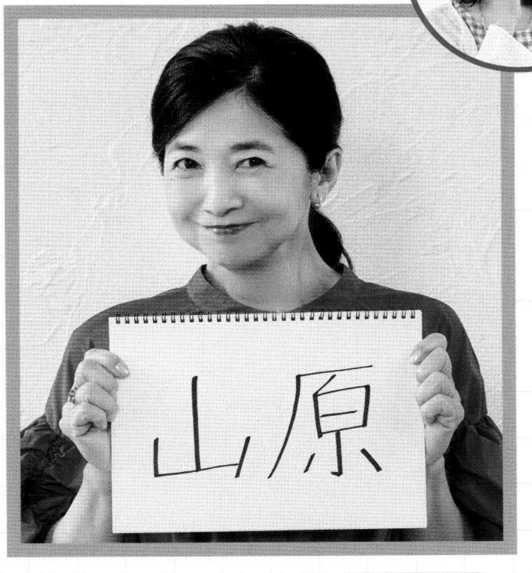

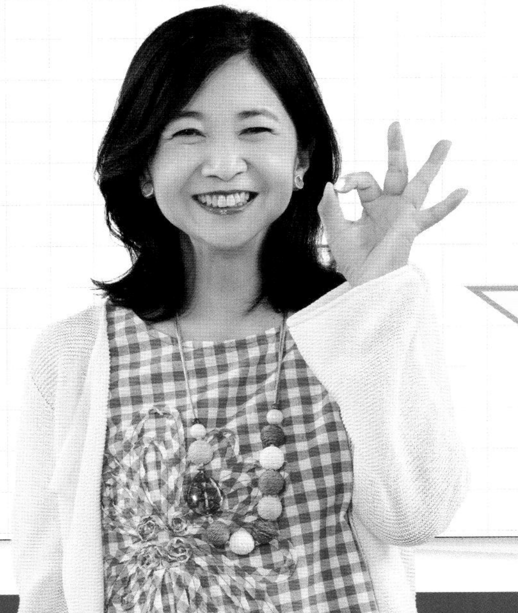

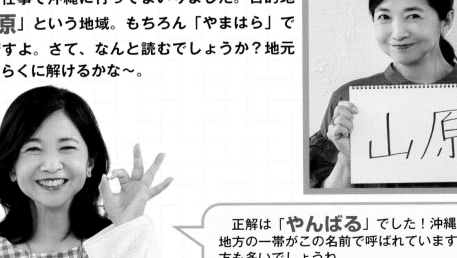

正解は「**やんばる**」でした！沖縄本島の北部地方の一帯がこの名前で呼ばれています。ご存じの方も多いでしょうね。

山原には、テレビのロケで、絶滅危惧種の天然記念物「ヤンバルクイナ」を探しに行きました。ちなみにヤンバルクイナは漢字で「**山原水鶏**」と書くんですよ。

宮崎美子さんが出題！

漢字教養トリビアクイズ⑪

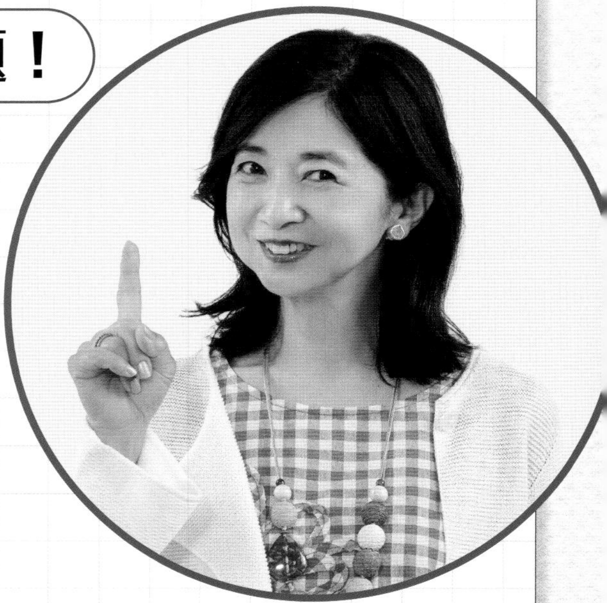

「漢字教養トリビアクイズ」も11回めを迎えました。今回は、インタビューで時代小説についてお話をしたことに関連して、時代小説や時代劇にまつわるクイズを出題させていただきました。

先日出演したクイズ番組で国語辞典にまつわるクイズが出題されたのですが、国語辞典って数年に一度の改訂時に新たな言葉が加わる反面、消えていく言葉も3000語近くあるんだそうです。そうした、気づかないうちに言葉が消えてしまう今の世にあって、時代小説は日本古来の美しい言葉を後世に残していくという、とても大きな役割も担っているように思います。ぜひ、楽しみながら解いてみてください。

宮崎美子さんが出題！漢字教養トリビアクイズ⑪ 目次

1 時代小説の難読漢字クイズ

江戸時代を舞台にした時代小説に出てくる用語を集めました。各問の言葉の読み方を答えてください。

① 勘定奉行（幕府の財政をつかさどる勘定所の長官） ⇒

② 駕籠（江戸時代の一般的な乗り物） ⇒

③ 市井（人家の集まっているところ） ⇒

④ 草鞋（わらで編んだ草履状の履物） ⇒

⑤ 侠客（弱きを助け強きをくじく遊び人） ⇒

⑥ 屋形船（船遊び用の大型船） ⇒

⑦ 捕物帳（町奉行所に備えてある帳簿） ⇒

⑧ 雪隠（便所・トイレ） ⇒

⑨ 三行半（江戸時代の離婚証明書） ⇒

⑩ 瓦版（江戸時代の新聞） ⇒

⑪ 丁稚（商家に年季奉公をする幼年者） ⇒

⑫ 火の見櫓（火事の発見のために設置された見張り台） ⇒

⑬ 明暦の大火（1657年に発生した江戸時代最大の火事） ⇒

⑭ 御役御免（務めていた役職がはく奪されること） ⇒

⑮ 見附（江戸城の城門のこと） ⇒

問題④の草鞋って、今でも使っている人はいるのかしら？でも、ある大手有名通販サイトでは普通に取り扱ってるんですよね。ビックリしました！

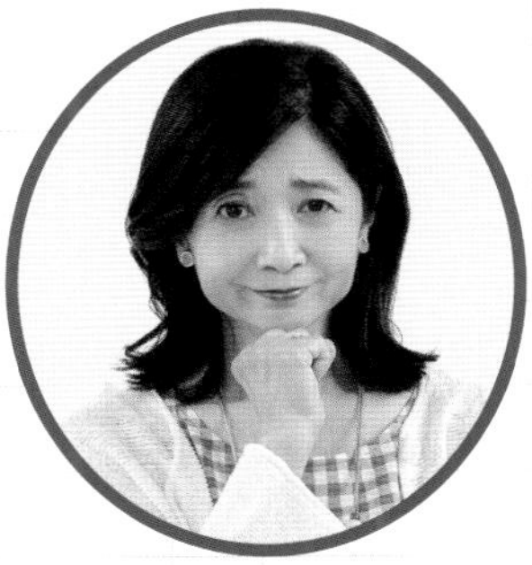

2 侍言葉クイズ

時代小説には、武士が使っていた「侍言葉」と呼ぶべき日本語が数多く用いられています。以下の問題のうち、①～④は赤で書かれたひらがなを漢字に、⑤～⑧は赤で書かれた漢字をひらがなに書き換えてください。

① お迎え、たいぎである。⇒大□
（他人の労をねぎらうときに用いる語）

② うぬのほうが、よほどかたはら痛いわ。⇒片□
（おかしくて見ていられない）

③ きょうえつしごくに存じ上げまする。⇒恐□□極
（慎みながらも大喜びすること）

④ それはまた、めんような話だ。⇒□妖
（不思議なこと。奇怪なこと）

⑤ 御新造さんにはかわいがってもらった。⇒□
（武家の妻、富裕な町家の妻の敬称）

⑥ 忝いでござる。⇒□い
（もったいない。畏れ多い）

⑦ ここのところ手元不如意で酒も飲んでおらん。⇒□
（家計が苦しくてお金がないこと）

⑧ 猪口才なまねをしおって。⇒□
（こざかしいこと）

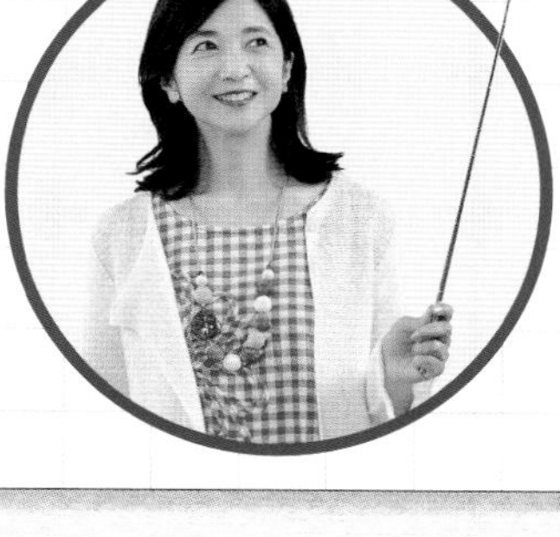

こういう侍言葉って、日常生活の中ではまず使わないんですけど、知っているだけで格好いいと思いませんか？そういえば、あるテレビドラマの影響で「御意！」っていう言葉がはやりましたよね～。

3 年齢の名称クイズ

昔の中国の思想家、孔子と弟子たちの問答をまとめた書物『論語』には、男性の年齢を称する語句があります。各問、論語に由来する年齢の名称を書き入れてください。もとになった言葉は年齢の後のかっこの中に書いてあるので、それがヒントになりますよ。

① **15歳**（吾、十有五にして学に志す）⇒ □□（しがく）

② **30歳**（三十にして立つ）⇒ □□（じりつ）

③ **40歳**（四十にして惑わず）⇒ □□（ふわく）

④ **50歳**（五十にして天命を知る）⇒ □□（ちめい）

⑤ **60歳**（六十にして耳従う）⇒ □□（じじゅん）

⑥ **70歳**（七十にして心の欲する所に従えども、矩(のり)を踰(こ)えず）⇒ □□（じゅうしん）

4 似てるけど意味が違う漢字クイズ

つい間違えてしまいがちな漢字を並べました。正しい漢字はAとBのどちらか答えてください。

① 植物の「ウリ」は？　A 爪　B 瓜

② 庭を意味する漢字は？　A 廷　B 延

③「ヘビ」を意味する漢字は？　A 已　B 巳

④「さす」を意味する漢字は？　A 刺　B 剌

⑤ 曲がった物をまっすぐに直すことを意味する漢字は？　A 嬌　B 矯

⑥「忘れる」「残る」を意味する漢字は？　A 遺　B 遣

⑦ 内臓の1つを意味する漢字は？　A 冑　B 胃

⑧ 主・大名を意味する漢字は？　A 候　B 侯

5 和菓子の読み方クイズ

和菓子の名前を集めました。各問の漢字が示す和菓子名を、ヒントの中から選んで答えてください。

① 欠氷 ⇒ □	⑥ 心太 ⇒ □
② 黄粉 ⇒ □	⑦ 黍団子 ⇒ □
③ 御萩 ⇒ □	⑧ 豆打餅 ⇒ □
④ 外郎 ⇒ □	⑨ 雷粔籹 ⇒ □
⑤ 餡蜜 ⇒ □	⑩ 花林糖 ⇒ □

ヒント
あんみつ　ういろう　おはぎ　かきごおり
かみなりおこし　かりんとう　きなこ
きびだんご　ずんだもち　ところてん

6 ことわざ漢字クイズ

ヒントの中から□に当てはまる漢字を入れて、①～⑧のことわざを完成させてください。

① □に睨(にら)まれた蛙	⑤ 出る□は打たれる
② 仏作って□入れず	⑥ □の頭も信心から
③ 叩けば□が出る	⑦ □をつついて蛇を出す
④ □から出た実(まこと)	⑧ 君子は□変す

ヒント
埃　嘘　杭　藪
鰯　魂　蛇　豹

7 読めるけど書けない漢字クイズ

「なんとなく読めるけど、いざ書くのは難しい」という言葉を集めました。ヒントから漢字を選んで、各問のひらがなを漢字で書いてください。間違えないよう正確に書き取りましょう。

① えいこう	⇒	□□
② のれん	⇒	□□
③ ふうかん	⇒	□□
④ そうこう	⇒	□□
⑤ どうこく	⇒	□□
⑥ かんげき	⇒	□□
⑦ らいらく	⇒	□□
⑧ るつぼ	⇒	□□

ヒント

坩　糠　暖　堝　簾　間　落　哭
隙　曳　封　糟　磊　慟　緘　航

8 動物の漢字読み方クイズ

動物の名前を表す漢字を集めました。各問、それぞれの読み方をヒントの中から選んで答えてください。

① 狸	⇒	□
② 犀	⇒	□
③ 貉	⇒	□
④ 鼬	⇒	□
⑤ 羌	⇒	□
⑥ 兎	⇒	□
⑦ 鯱	⇒	□
⑧ 羆	⇒	□

問題⑥「兎」ですが、今度テレビの仕事で、奄美大島に住む絶滅危惧種の兎を訪ねる予定です。その名前は「アマミノクロ……」

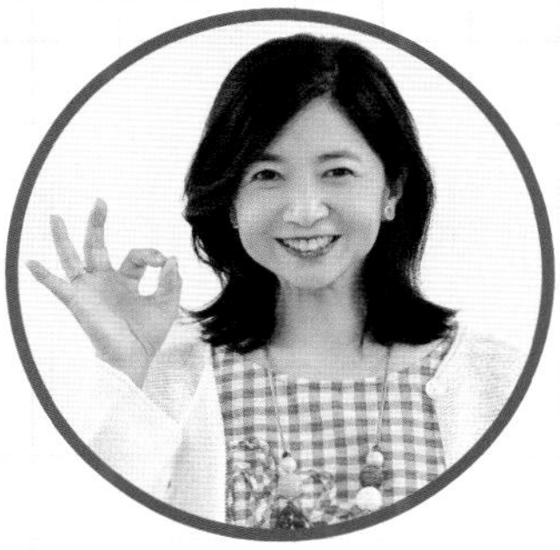

ヒント

イタチ　ウサギ　キョン
サイ　シャチ　タヌキ
ヒグマ　ムジナ

9 魚へんの漢字クイズ

お寿司屋さんの湯飲みに、魚へんの漢字がギッシリ書いてあることがありますね。魚へんにヒントの文字を合わせて、各問の漢字を答えてください。

①アサリ ⇒ □
②アラ ⇒ □
③イルカ ⇒ □
④イワナ ⇒ □
⑤ウグイ ⇒ □
⑥カズノコ ⇒ □
⑦カレイ ⇒ □
⑧スケトウダラ ⇒ □
⑨スシ ⇒ □
⑩スルメ ⇒ □
⑪タナゴ ⇒ □
⑫チョウザメ ⇒ □
⑬ドジョウ ⇒ □
⑭ヒラメ ⇒ □
⑮マナガツオ ⇒ □

ヒント

希　未　昌　尋　桊
酋　成　荒　利　底
平　旨　易　甫　連

10 外来語漢字クイズ

各問にある文字は、外来語を漢字で表したものです。各問の漢字が示す外来語を、ヒントの中から選んで答えてください。

①真珠麿 ⇒ □
②瓦斯 ⇒ □
③成吉思汗 ⇒ □
④車厘 ⇒ □
⑤焼麺麭 ⇒ □
⑥乾酪 ⇒ □
⑦洋灯 ⇒ □
⑧焼売 ⇒ □

ヒント　ゼリー　チーズ　ガス　マシュマロ　トースト　ランプ　シューマイ　ジンギスカン

11 漢数字入り四字熟語クイズ

□に漢数字を入れて、四字熟語を完成させてください。

① □瀉□里	⑥ □難□苦	⑪ 張□李□
② □□長者	⑦ 遮□無□	⑫ □者択□
③ □者□様	⑧ □□□土	⑬ □人□脚
④ □角□面	⑨ □□時中	⑭ □世□系
⑤ □捨□入	⑩ □言□語	⑮ 不埒□□

12 虫の名前漢字クイズ

漢字2文字で表される虫の名前を集めました。正しい読み方をヒントから選んで答えてください。

① 螻蛄 ⇒ □

② 水黽 ⇒ □

③ 蜜蜂 ⇒ □

④ 蓑虫 ⇒ □

⑤ 天牛 ⇒ □

⑥ 蟋蟀 ⇒ □

⑦ 秋茜 ⇒ □

⑧ 飛蝗 ⇒ □

昨年の夏に群馬県で撮影を行ったのですが、そのあいまに童心に返って虫取りを楽しみました！そこで捕まえたのが、黒、白模様の⑤天牛でした。

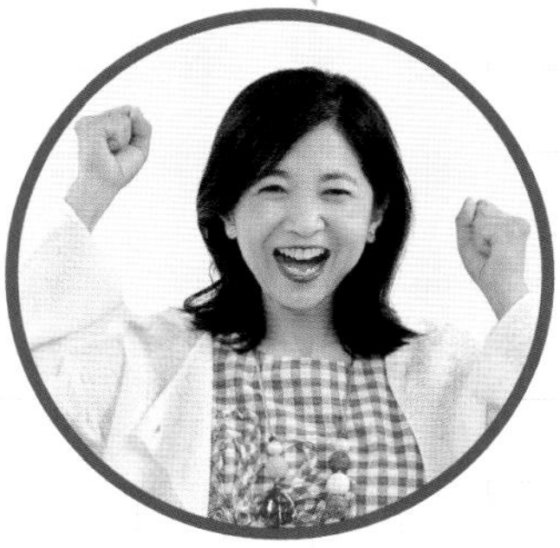

ヒント

アキアカネ　アメンボ
カミキリムシ　ケラ
コオロギ　バッタ
ミツバチ　ミノムシ

漢字教養トリビアクイズ⑪　解答

1 時代小説の難読漢字クイズ

①かんじょうぶぎょう、②かご、③しせい、④わらじ、⑤きょうかく、⑥やかたぶね、⑦とりものちょう、⑧せっちん、⑨みくだりはん、⑩かわらばん、⑪でっち、⑫ひのみやぐら、⑬めいれきのたいか、⑭おやくごめん、⑮みつけ

2 侍言葉クイズ

①大儀、②片腹、③恐悦至極、④面妖、⑤ごしんぞう、⑥かたじけない、⑦てもとふにょい、⑧ちょこざい

3 年齢の名称クイズ

①志学、②而立、③不惑、④知命、⑤耳順、⑥従心

4 似てるけど意味が違う漢字クイズ

①B、②A、③B、④A、⑤B、⑥A、⑦B、⑧B

5 和菓子の読み方クイズ

①かきごおり、②きなこ、③おはぎ、④ういろう、⑤あんみつ、⑥ところてん、⑦きびだんご、⑧ずんだもち、⑨かみなりおこし、⑩かりんとう

6 ことわざ漢字クイズ

①**蛇(へび)に睨まれた蛙**　意味：恐怖で身がすくんで動けないようす

②**仏作って魂(たましい)入れず**　意味：最も肝心なことが抜け落ちていること

③**叩けば埃(ほこり)が出る**　意味：どんなことでも細かく調べれば欠点や弱点が出てくること

④**嘘(うそ)から出た実(まこと)**　意味：うそのつもりでいったことが結果的に真実となること

⑤**出る杭(くい)は打たれる**　意味：才能のある者は、とかく妬まれたり妨げられたりすること

⑥**鰯(いわし)の頭も信心から**　意味：どんなものでも、いったん信じてしまえばありがたく思えるということ

⑦藪（やぶ）をつついて蛇を出す　意味：余計なことをして、悪い結果を招くこと

⑧君子は豹（ひょう）変す　意味：立派な人物は、過ちに気づけば即座にそれを改め、正しい道に戻るということ

7 読めるけど書けない漢字クイズ

①曳航、②暖簾、③封緘、④糟糠、⑤慟哭、⑥間隙、
⑦磊落、⑧坩堝

8 動物の漢字読み方クイズ

①タヌキ、②サイ、③ムジナ、④イタチ、
⑤キョン、⑥ウサギ、⑦シャチ、⑧ヒグマ

9 魚へんの漢字クイズ

①鯏、②鯍、③鯆、④鮇、⑤鯎、
⑥鯑、⑦鰈、⑧鯳、⑨鮨、⑩鯣、
⑪鰱、⑫鱘、⑬鰌、⑭鮃、⑮鯧

10 外来語漢字クイズ

①マシュマロ、②ガス、③ジンギスカン、
④ゼリー、⑤トースト、⑥チーズ、
⑦ランプ、⑧シューマイ

11 漢数字入り四字熟語クイズ

①一瀉千里、②億万長者、③三者三様、
④四角四面、⑤四捨五入、⑥七難八苦、
⑦遮二無二、⑧十万億土、⑨四六時中、
⑩千言万語、⑪張三李四、⑫二者択一、
⑬二人三脚、⑭万世一系、⑮不埒千万

12 虫の名前漢字クイズ

①ケラ、②アメンボ、③ミツバチ、
④ミノムシ、⑤カミキリムシ、
⑥コオロギ、⑦アキアカネ、⑧バッタ

前号（⑩巻）で、「今年はいろいろな検定にチャレンジする！」と宣言しましたが、先日、「唐揚検定」に引き続いて「健康検定」も取得することができました！健康検定を受検したときの話は私のYouTubeチャンネル（よしよし。宮崎美子ちゃんねる https://www.youtube.com/@yoshiyoshimiyazaki）に動画をアップしていますので、よろしければご覧ください。

みなさんが漢字を勉強しているように、私も資格の勉強に励みたいと思います。いっしょに頑張りましょう！

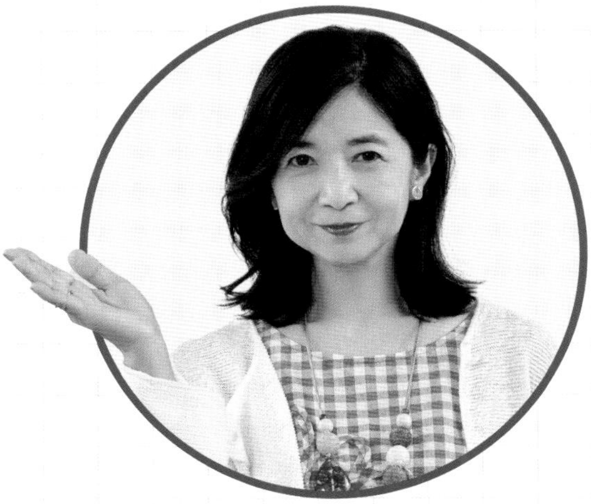

漢字パズルの実践で
脳の司令塔「前頭前野」の血流が活発になり記憶力アップ・物忘れの改善に役立ちます

東北大学教授　川島隆太

認知機能をつかさどるのが前頭葉の前頭前野

人間の脳は大きく、「前頭葉」「頭頂葉」「側頭葉」「後頭葉」の４つに分けられます。その中で認知機能をつかさどっているのが、おでこのすぐ後ろにある「前頭前野」という領域です。

認知機能とは、思考や判断、記憶、意欲、計算、想像など高度な脳の活動のこと。人間が人間らしく生きるためには、前頭前野が最も重要な存在だといえます。

しかし、年を重ねるにつれて前頭前野は衰え、認知機能も低下していきます。すると、記憶力や注意力、思考力、判断力が弱まります。物忘れやうっかりミスが多くなり、感情のコントロールも難しくなってしまうのです。

認知機能を維持し、認知症を予防するためには、前頭前野の働きを活発にすることが大事です。前頭前野は、体と同じで日常的に使って鍛えれば活性化し、本来の機能も回復します。認知機能が向上して、認知症を防ぐ効果も期待できるのです。

●トポグラフィ画像（脳血流測定）

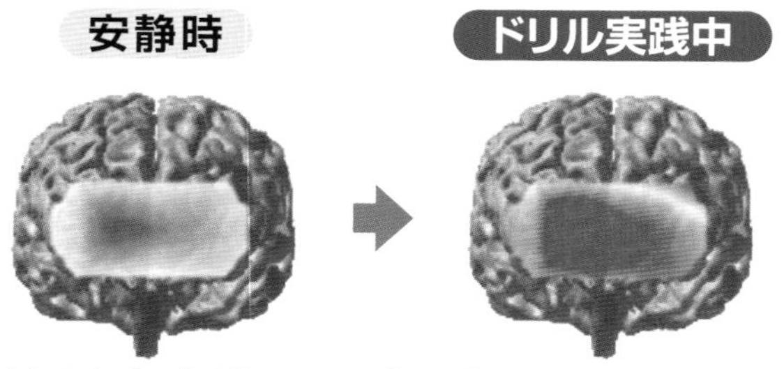

ドリルを実践する前の前頭前野の血流

赤い部分は脳の血流を表している。ドリルの試験中に血流が向上した

試験に参加した60～70代の脳の血流が増加した

前頭前野は漢字や言葉、計算などの簡単な問題を解くことで活性化します。そのことを実証するために、私たちは「NIRS（ニルス）」（近赤外分光分析法）という機器を使って試験を行いました。

NIRSは、太陽光にも含まれる光を利用して前頭前野の血流を測定できる安全で精密な機器です。

漢字や計算などのドリルを解いているときに前頭前野の血流が増えていれば、脳が活性化していることを意味します。血流に変化がなかったり、低下したりしていれば、活性化していないことになります。

試験に参加していただいたのは60～70代の男女40人です。全員、脳の状態は良好で、脳出血や脳梗塞など、過去に脳の病気を患った人はいませんでした。

参加者には「漢字」「計算」「言葉」「論理」「知識」「記憶」「変わり系」の７系統、計33種類のドリルを解いてもらいました。ことわざを題材にしたパズルや、ひらがなで書かれた計算問題など、楽しくゲーム感覚で取り組むことができるドリルばかりです。

全33種類中、１人当たり15種類の問題を解いていただき、その最中にNIRSを用いて脳の血流を測定しました。

ドリル別の脳活動の変化

出典：「脳血液量を活用した脳トレドリルの評価」より

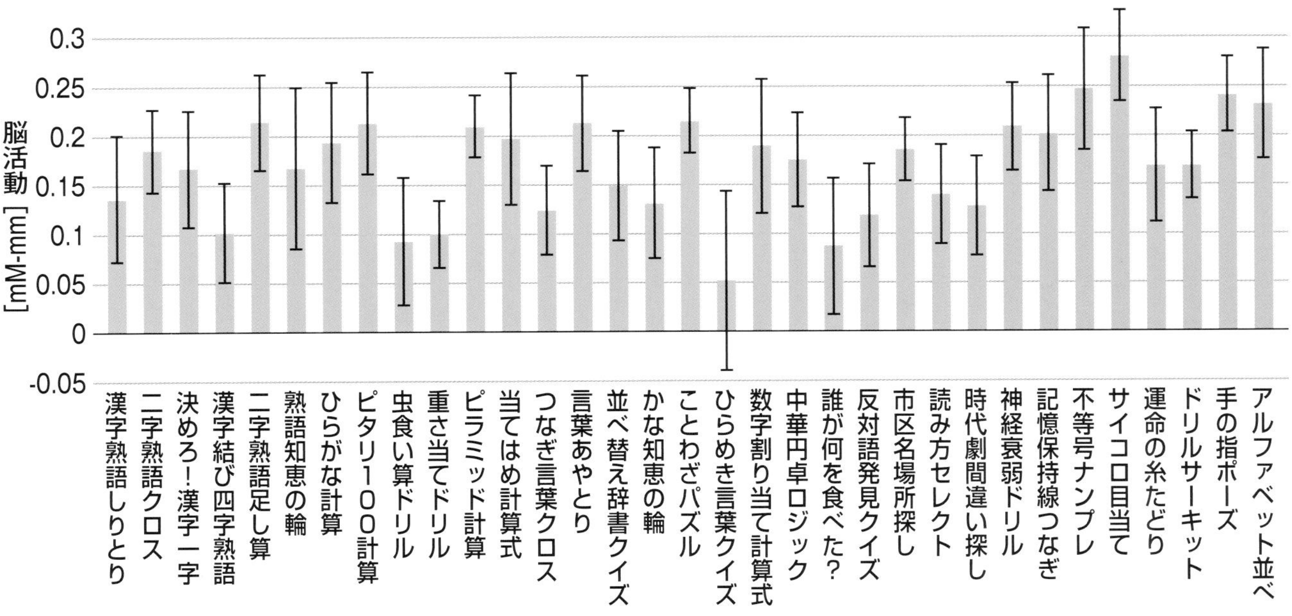

その結果、33種類のドリルすべてが、安静時と比較して、前頭前野の血流を増加させたことがわかりました。そのうち27種類は、顕著に血流が増加。漢字や計算のドリルに取り組むことで、前頭前野が活性化し、認知機能が向上することが確認されたのです。

ドリル種類別の脳活動

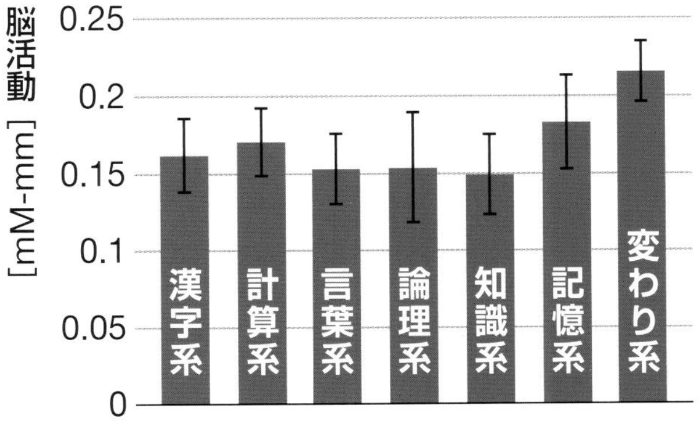

出典：系統別の有意差「脳血流量を活用した脳トレドリルの評価」より

ドリルを毎日続ければ脳の機能はぐんぐん向上する

本書には、試験で検証したものと同種のドリルの中から、漢字系の問題を厳選して収録しています。

それぞれの問題を解くさいに意識してほしいのが、間違えることを気にせず、年代別の目標時間内にできるだけ速く解くこと。速く解かなければいけないというプレッシャーが、前頭前野によい刺激を与えるからです。

また、答えがわからないからといって、時間をかけすぎないようにしましょう。正解にこだわり、わかるまで考えるより、多くの問題をスピーディーにこなすことを心がけてください。たとえ間違っていたり、わからなかったりしても、素早く答えていくことで脳の血流は増加し、前頭前野がより働くようになるからです。

毎日、ドリルを継続して解いていけば、前頭前野は活性化し、記憶力や計算力はぐんぐん高まっていきます。

さらに、前頭前野が活性化することで、ドリルの問題とは直接関係がない能力も高まります。感情をうまくコントロールできるようになったり、注意力や判断力が出てきたり、新しいことへの意欲や興味がわいてきたりするのです。

『漢字脳活ひらめきパズル』の実践によって、衰えていた脳が元気を取り戻し、日常生活の質も大いに向上していくでしょう。

漢字や言葉のドリルを毎日くり返し解けば 認知機能が高まり意欲や興味もぐんぐんわくようになります

20歳をピークにして認知機能は低下

人間の脳は20歳をピークに、しだいに衰えていきます。脳が衰えると、物忘れやうっかりミスが増えたり、簡単な計算にとまどったりするなど、認知機能の低下が目立つようになります。

認知機能だけでなく、心にも大きな影響を及ぼします。やる気が出なくなり、何をするにも腰が重くなったら要注意。好奇心がなくなり、新しいことへの興味もわかず、些細なことでイライラするなど、感情のコントロールが困難になる人も少なくありません。

脳の衰えは多くの弊害をもたらします。中でも、みなさんが最も心配なのが認知症ではないでしょうか。認知症とは、さまざまな原因によって認知機能が低下し、日常生活に支障が出てくる状態をいいます。

認知症にはいくつかの種類がありますが、日本人に最も多いのが「アルツハイマー型認知症」です。何らかの原因で脳神経が変性し、脳の一部が萎縮していきます。症状は物忘れから始まることが多く、進行すると理解力や判断力なども失われるようになります。次に多いのは、脳梗塞や脳出血などの脳血管障害による「脳血管性認知症」です。障害が起こった脳の部位によって症状は異なります。

●脳の衰えチェックリスト

- □ 物を置いた場所がわからなくなることがある
- □ 最近の出来事や会話などを思い出せないことがある
- □ 今日が何月何日かわからないことがある
- □ 会話中に言おうとしている言葉が思い出せないことがある
- □ 以前に言ったことを忘れて同じ話を同じ人に言ってしまうことがある
- □ お金の計算や旅行の計画などが困難なことがある
- □ 家事をするのに時間がかかるようになった
- □ すべての物事が面倒に感じる

正常 → 軽度認知障害（MCI） → 認知症

※1個でも当てはまればMCIの恐れあり。

MCIの段階でも脳の機能は回復する

ある日突然、認知症になるわけではなく、その前段階にあるのがMCI（Mild Cognitive Impairment＝軽度認知障害）と呼ばれる状態です。

MCIは、脳が健常な状態と認知症の中間にある段階です。同じ質問や会話をくり返すなどの記憶障害はありますが、日常生活に支障をきたすことはありません。

しかし、MCIを放置すると、平均で1年間当たり10～15％の人が認知症に移行すると報告されています。そのため、MCIは「認知症予備群」とも呼ばれています。

●認知症患者の年代別割合

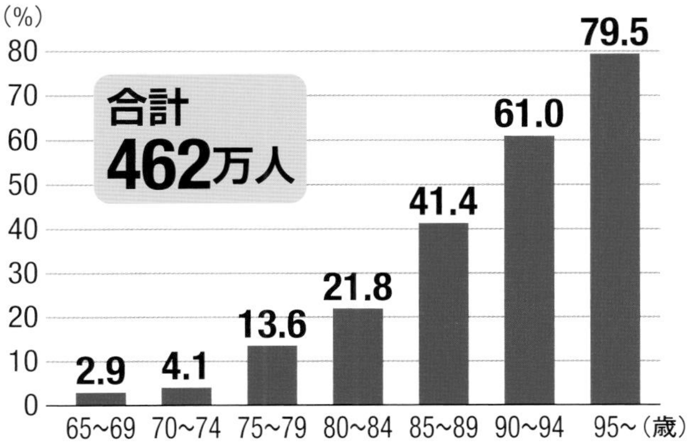

出典：厚生労働省研究班推計（2013年）

●20年後には4人に1人が認知症に

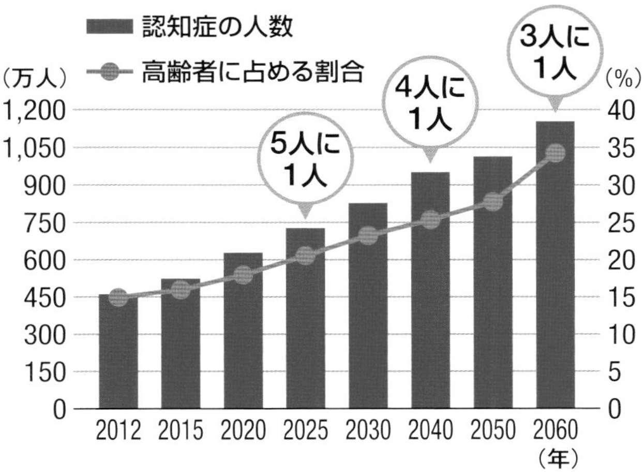

出典：日本における認知症の高齢者人口の将来推計に関する研究
（平成26年度厚生労働科学研究費補助金特別研究事業）

MCIの段階であれば、脳の衰えを食い止めることができ、認知症を防ぐことも可能です。それには漢字や言葉、計算などの問題を毎日くり返し行うことが有効であることがわかってきました。

思考力や記憶力、感情のコントロール、人とのコミュニケーションなど、人間が生きていくうえで高度な役割を果たしているのが、脳の前頭葉にある前頭前野です。MCIなど脳の衰えは、すなわち「脳の司令塔」である前頭前野の衰えを意味しています。

漢字や計算問題などで脳の前頭前野の体積が増加

これまでの研究により、漢字や言葉、計算などのドリルに取り組むことで、前頭前野の体積が増えることが明らかになっています。脳の神経細胞からは神経線維が複雑に伸び、情報を送っています。ドリルの実践によって神経線維の1本1本が長くなり、枝分かれが無数に増えたことで、体積が増えたのです。これは、前頭前野の働きがより高まることを意味しています。

前頭前野の働きが高まれば、物忘れやうっかりミスの頻度が減り、認知症やMCIを防ぐことにも役立ちます。感情をコントロールできるようになり、些細なことでイライラしたり、怒りを爆発させたりすることもありません。

新しいことへの興味や意欲もわいてきます。未経験のことにチャレンジすれば毎日の生活が楽しくなり、充実感も高まります。

脳は加齢とともに衰えますが、体と同様、使えば使うほど衰えを食い止め、鍛えることができます。それは何歳になっても可能なのです。

脳を鍛えるには1つ、大事な秘訣（ひけつ）があります。筋トレでは軽く筋肉痛が起こるほどの運動をしないと、筋力アップにはつながりません。

脳も同じです。自分ができるギリギリの難しさに挑戦しないと、レベルアップはできません。そのためには、より難しい問題を解くのではなく、昨日より少しでも速く解こうと努力を続けることが肝心です。不思議なもので、速く解こうとすると、クイズのようなゲーム感覚が出てきて、いつの間にか楽しく取り組めるようになります。

本書に収録されている漢字パズルは、どれも楽しくできるものばかり。毎日、無理なく続けられ、30日後には脳の機能がぐんぐん高まっているでしょう。

毎日脳活 スペシャル 漢字脳活ひらめきパズルの効果を高めるポイント

ポイント1 毎日続けることが大切

「継続は力なり」という言葉がありますが、漢字ドリルは毎日実践することで、脳が活性化していきます。２～３日に１度など、たまにやる程度では効果は現れません。また、続けていても途中でやめると、せっかく若返った脳がもとに戻ってしまいます。毎日の日課として、習慣化するのが、脳を元気にするコツだと心得てください。

ポイント2 1日2ページ、朝食後の午前中に

１日のうちで脳が最も働くのが午前中です。できるかぎり、午前中に取り組みましょう。一度に多くの漢字ドリルをやる必要はなく、１日２㌻でOK。短い時間で集中して全力を出し切ることで、脳の機能は向上していくのです。また、空腹の状態では、脳はエネルギー不足。朝ご飯をしっかり食べてから行いましょう。

ポイント3 できるかぎり静かな環境で

静かな環境で取り組むことがポイントです。集中しやすく、脳の働きもよくなります。テレビを見ながらや、ラジオや音楽を聴きながらやっても、集中できずに脳を鍛えられないことがわかっています。周囲が騒がしくて気が散る場合は、耳栓を使うといいでしょう。

ポイント4 制限時間を設けるなど目標を決めて取り組む

目標を決めると、やる気が出てきます。本書では、年代別に制限時間を設けていますが、それより少し短いタイムを目標にするのもいいでしょう。解く速度を落とさずに、正解率を高めていくのもおすすめです。１ヵ月間連続して実践するのも、立派な目標です。目標を達成したら、自分にご褒美をあげると、さらに意欲も出てきます。

ポイント5 家族や友人といっしょに実践する

家族や友人といっしょに取り組むのもおすすめです。競争するなどゲーム感覚で実践すると、さらに楽しくなるはずです。何よりも、「脳を鍛える」という同じ目的を持つ仲間と実践することは、とてもやりがいがあります。漢字ドリルの後、お茶でも飲みながらコミュニケーションを取ることも、脳の若返りに役立つはずです。

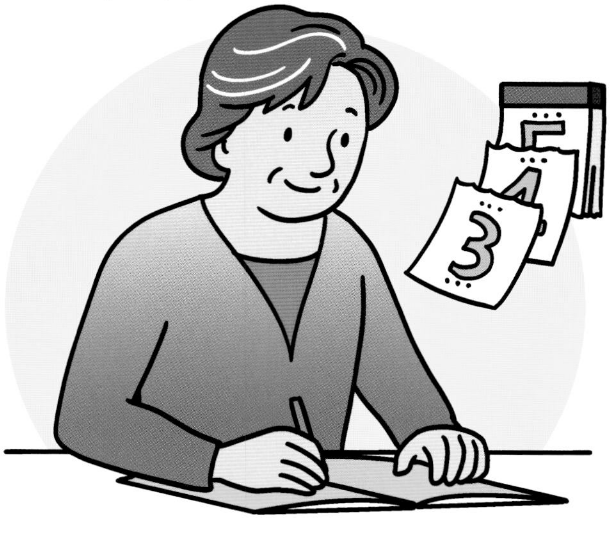

とにかく楽しい厳選問題！

大人気脳トレ「漢字パズル」15

記憶力・認知力アップ

問題を手がかりに一時的に覚える「短期記憶」と子供のころに習った漢字など「思い出す力」を鍛えます。

1・16日目 **ひらがな結び**
6・21日目 **部首探しドリル**
9・24日目 **バラバラ言葉**
12・27日目 **反対語4セレクト**

部首探しドリル

❶ 「りっしんべん」（忄）は全部でいくつ？

① □(なつ)かしい□(き)□(おく)
② □(かい)□(てき)な□(せい)□(かつ)を□(おく)る
③ □(さと)りを□(ひら)く
④ □(なさ)けなくて□(なみだ)が□(で)る
⑤ □(こう)□(かい)が□(つの)る

⑥「りっしんべん」（忄）は □ 個

注意力・集中力アップ

指示どおりの文字を探したり、浮かび上がった図形から文字を読み取ったりするなど、注意力・集中力が磨かれます。

4・19日目 **ことわざ間違い探し**
7・22日目 **迷路で言葉クイズ**
13・28日目 **数字つなぎ三字熟語**

迷路で言葉クイズ

❶ スタート▼（2列目）

お	ん	が	く
わ	か	つ	で
れ	■	を	だ
る	お	と	す
■	ぐ	う	ど

ゴール▲（2列目）
答え □□

❷ スタート▼（2列目）

■	び	ょ	う
を	ゃ	し	に
せ	わ	い	ん
る	す	れ	や
こ	と	う	こ

ゴール▲（2列目）
答え □□

直感力アップ

知識や経験を総動員して、素早く決断を下したり行動に移したりする力が身につきます。

3・18日目 **ひらめき二字熟語**
8・23日目 **漢字連想クイズ**
11・26日目 **四字熟語ジグソー**
15・30日目 **漢字結び四字熟語**

ひらめき二字熟語

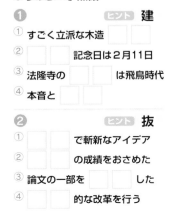

❶ ヒント 建
① すごく立派な木造 □□
② □□ 記念日は2月11日
③ 法隆寺の □□ は飛鳥時代
④ 本音と □□

❷ ヒント 抜
① □□ で斬新なアイデア
② □□ の成績をおさめた
③ 論文の一部を □□ した
④ □□ 的な改革を行う

思考力・想起力アップ

論理的に考える問題や推理しながら答えを導く問題で、考える力を磨き、頭の回転力アップが期待できます。

2・17日目 **つなぎ言葉クロス**
5・20日目 **ダジャレ漢字ドリル**
10・25日目 **漢字熟語しりとり**
14・29日目 **二字熟語クロス**

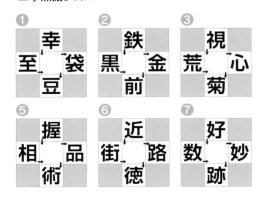

二字熟語クロス

❶ 上：幸　左：至　右：袋　下：豆
❷ 上：鉄　左：黒　右：金　下：前
❸ 上：視　左：荒　右：心　下：菊
❺ 上：握　左：相　右：品　下：術
❻ 上：近　左：街　右：路　下：徳
❼ 上：好　左：数　右：妙　下：跡

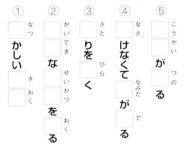

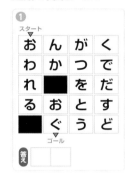

1日目 ひらがな結び

実践日

月　日

難易度③★★★☆☆

マスの中にあるひらがなだけを拾って並べ替え、ヒントに見合う言葉を作りましょう。解答欄には、漢字でその言葉を書いてください。漢字の文字数はマスの数と一致します。答えが2つの問題もあります。

① ヒント 昆虫

ミ	し	テ	ま
シ	マ	ガ	ニ
ネ	た	イ	ン
む	ア	チ	モ

答え □□

② ヒント 娯楽施設

ソ	い	ブ	か
ン	マ	オ	ヒ
が	ゲ	コ	え
ぜ	ス	ん	ネ

答え □□□

③ ヒント 銀行

み	ス	チ	て
チ	き	ヲ	シ
ワ	ユ	つ	パ
ゾ	た	フ	ん

答え □□□

④ ヒント 教科

く	ノ	い	チ
ヒ	ナ	セ	こ
い	ガ	た	ツ
ト	ご	ギ	く

答え □□ □□

⑤ ヒント 燃料

コ	プ	き	ト
み	ル	ノ	シ
ゆ	タ	キ	す
ボ	テ	せ	ゾ

答え □ □□

⑥ ヒント 花

り	ア	ゴ	せ
タ	い	テ	ロ
シ	ビ	ゆ	す
ヤ	ん	マ	ニ

答え □□ □□

⑦ ヒント おにぎりの具

コ	ん	こ	ア
ん	ケ	ミ	め
ズ	い	ロ	ジ
ヲ	シ	こ	ミ
ぶ	ツ	ニ	た

答え □□ □□□

⑧ ヒント 都道府県

ケ	た	テ	や
ノ	ミ	さ	パ
エ	か	ガ	シ
い	ル	イ	わ
プ	ま	シ	ま

答え □□ □□□

⑨ ヒント 結婚

エ	ビ	う	い
い	オ	ょ	ク
の	し	ダ	ヨ
う	コ	ゆ	じ
ょ	ル	う	た

答え □□ □□□

解答 ①王虫、②映画館、③積立金、④国語・体育、⑤炭・石油、⑥水仙・百合、⑦昆布・明太子、⑧埼玉・和歌山、⑨結納・招待状

脳活ポイント

認知力強化にすごく役立つ！

マスの中からひらがなを見つけて拾い出し、それを並べ替え、漢字に変換して書くという３つの課題をこなすため、認知力の強化にすごく役立つと考えられます。

目標時間

50代まで	60代	70代以上
10分	15分	20分

正答数 ／18問　かかった時間 分

⑩ ヒント 飲み物

ソ	う	ぜ	エ
ハ	ス	ヒ	ム
ち	ズ	ヌ	こ
ヲ	シ	ゃ	ゴ

答え

⑪ ヒント 専門職

ピ	ハ	コ	い
り	シ	ル	ノ
グ	カ	し	ア
キ	ぜ	ロ	ジ

答え

⑫ ヒント 火災

う	ナ	ゃ	ょ
ユ	し	ニ	ク
ス	ボ	エ	し
ぼ	ノ	う	ポ

答え

⑬ ヒント 寿司のネタ

ミ	ま	ノ	コ
え	シ	ズ	ル
ン	ソ	キ	た
ご	ス	び	ア

答え

⑭ ヒント 身に着けるもの

び	ぶ	ル	イ
イ	ヌ	ゆ	て
エ	ろ	ケ	ハ
わ	パ	く	ブ

答え

⑮ ヒント 県庁所在地

ざ	ロ	オ	や
カ	ご	ア	か
ピ	ゾ	わ	ラ
ル	な	ケ	な

答え

⑯ ヒント 薬

り	オ	ぐ	カ
ン	ざ	フ	パ
ミ	い	ク	い
コ	チ	ヌ	ボ
す	げ	ド	キ

答え

⑰ ヒント 惑星

ん	い	ス	せ
フ	ウ	う	ロ
ジ	ど	ズ	タ
の	せ	ヲ	て
ア	チ	い	ク

答え

⑱ ヒント 京都

あ	キ	か	し
ク	や	ザ	レ
リ	ネ	ら	ツ
ノ	く	ン	き
ん	コ	じ	ま

答え

解答 ⑩紅茶、⑪税理士、⑫消防車、⑬卵・海老、⑭手袋・指輪、⑮金沢・名古屋、⑯胃薬・下剤、⑰土星・天王星、⑱嵐山・金閣寺

2日目 つなぎ言葉クロス

実践日

月　日

難易度③★★★☆☆

各問、中央の解答欄の左側には答えの前につく言葉が、右側には後ろにつく言葉が2つずつ並んでいます。これらの言葉が前後につけられる言葉を、ヒントにしたがって解答欄に書いてください。

① ヒント 漢字１字

警察		小屋
秋田		かき

② ヒント 漢字１字

運転		作業
王		弁当

③ ヒント 漢字１字

出来		意気
親		変わり

④ ヒント 漢字２字

縦		現象
長寿		保険

⑤ ヒント 漢字１字

コップ		蔵
日本		癖

⑥ ヒント 漢字２字

産業		工事
高速		標識

⑦ ヒント 漢字２字

フランス		監督
ホラー		館

⑧ ヒント 漢字１字

したり		色
えびす		見知り

⑨ ヒント 漢字１字

夕焼け		元気
曇り		模様

⑩ ヒント 漢字２字

壁		記者
スポーツ		配達

解答 ①犬、②手、③心、④社会、⑤酒、⑥道路、⑦映画、⑧顔、⑨空、⑩新聞

脳活ポイント

ひらめきが磨かれて思考も深まる

4つの言葉をヒントに、想起力を駆使してつなげられる漢字を探します。ヒントの単語を声に出してみると、パッとひらめく場合も。関連の深い言葉を考えていくうちに正解にたどり着くときもあります。

目標時間

50代まで	60代	70代以上
20分	25分	30分

正答数 ／20問

かかった時間 分

⑪ ヒント 漢字1字

一番	□	くず
勝ち		占い

⑫ ヒント 漢字2字

氷	□	菓子
黒		漬け

⑬ ヒント 漢字1字

面相	□	まめ
万年		ペン

⑭ ヒント 漢字2字

紙	□	見物
三文		小屋

⑮ ヒント 漢字1字

にわか	□	音
通り		水

⑯ ヒント 漢字2字

和	□	持ち
でんでん		判

⑰ ヒント 漢字1字

うしろ	□	飾り
白		型

⑱ ヒント 漢字1字

イモ	□	眼鏡
寄生		かご

⑲ ヒント 漢字2字

スター	□	村
代表		宣誓

⑳ ヒント 漢字2字

地方	□	マン
日本		預金

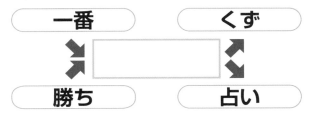

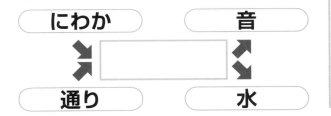

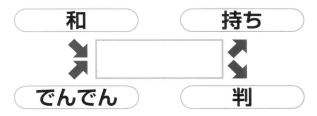

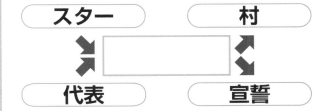

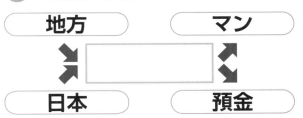

解答 ⑪星、⑫砂糖、⑬筆、⑭芝居、⑮雨、⑯太鼓、⑰髪、⑱虫、⑲選手、⑳銀行

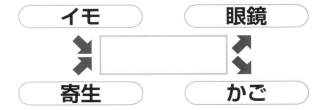

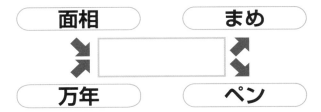

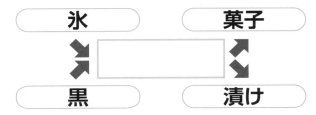

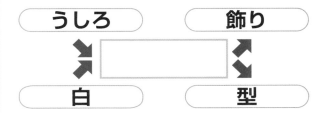

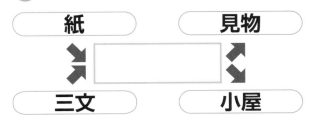

3 日目 ひらめき二字熟語

実践日　　月　　日

難易度 ④ ★★★★☆

❶～⑯の各問のヒントにある漢字を使って、①～④の文章の□□部分に意味がぴったり当てはまるとひらめいた二字熟語を１つ書き入れてください。答えが２つ以上考えられるものもあります。

❶ ヒント **建**

① すごく立派な木造□□

② □□記念の日は2月11日

③ 法隆寺の□□は飛鳥時代

④ 本音と□□

❷ ヒント **抜**

① □□で斬新なアイデア

② □□の成績をおさめた

③ 論文の一部を□□した

④ □□的な改革を行う

❸ ヒント **色**

① 政治的な□□を帯びた発言だった

② □□より食い気

③ 雄大な□□を楽しむ

④ 上司の□□を気にして仕事に励む

❹ ヒント **量**

① テレビの□□を下げる

② □□の単位はカロリー

③ □□が低いと骨折しやすい

④ リーダーとしての□□が乏しい

❺ ヒント **脚**

① □□された報道

② 二人□□で人生を歩む

③ 全国を□□して歌を詠む

④ 怒って□□を現した

❻ ヒント **責**

① □□の念にかられる

② □□感が強い人

③ □□辞任をさせられた

④ この記事の□□は編集部

❼ ヒント **口**

① □□をひねると水が出る

② □□の少ない人

③ 日本の□□は減少傾向

④ 攻撃の□□を切る

❽ ヒント **刀**

① □□乱麻を断つ

② 伝家の□□を抜いた

③ 剣道で使う□□

④ □□直入にいう

解答 ❶①建築②建国③建立・建造・建設④建前、❷①奇抜②抜群③抜粋④抜本、❸①色彩②色気③景色④顔色、❹①音量②熱量③骨量④器量・力量、❺①脚色②三脚③行脚④馬脚、❻①自責②責任③引責④文責、❼①蛇口②口数③人口④口火、❽①快刀②宝刀③竹刀④単刀

脳活ポイント

直感力に加え語彙力も身につく

漢字1文字と文脈から正しい二字熟語を推測するため、直感力や想起力が鍛えられると考えられます。また、実際に二字熟語を書くので、語彙が増えて側頭葉の活性化も期待できます。

目標時間

50代まで	60代	70代以上
25分	35分	50分

正答数 ／64問　かかった時間 分

⑨ ヒント 特

①実においしい□□カルビ

②□□に許可する

③試合に勝つための□□

④ゴジラは□□映画

⑩ ヒント 乗

①□□して値上げした

②思わぬ□□効果が生まれた

③牧場で□□を体験

④４は２の□□

⑪ ヒント 対

①批判の□□

②調和が取れた左右□□の図形

③少子化□□

④□□の火事

⑫ ヒント 意

①初対面で□□投合

②自分の□□を述べる

③□□の張り合い

④相手に□□を払う

⑬ ヒント 吸

①タコの□□

②あうんの□□

③ぜんそくの□□薬

④大企業に□□された

⑭ ヒント 忍

①□□が手裏剣を使う

②□□強く説得を続ける

③□□自重して暮らす

④□□袋の緒が切れた

⑮ ヒント 故

①□□に錦を飾る

②約束を□□にされた

③思わぬ□□に遭遇した

④□□採用がある会社

⑯ ヒント 足

①運動不足で□□が衰えた

②学校行事の□□

③人の□□が聞こえた

④□□に靴をはく

解答 ⑨①特上②特別③特訓④特撮、⑩①便乗②相乗③乗馬④二乗・自乗、⑪①対象②対称③対策④対岸、⑫①意気②意見③意地④敬意・注意、⑬①吸盤②呼吸③吸入④吸収、⑭①忍者②忍耐③隠忍④堪忍、⑮①故郷②反故③事故④縁故、⑯①足腰②遠足③足音④素足

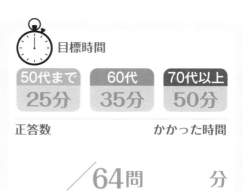

4日目 ことわざ間違い探し

実践日

月　日

難易度④★★★★☆

❶～㉔には、日常よく使われることわざや慣用句が並んでいますが、それぞれ１ヵ所、間違った漢字が使われています。その間違った漢字を見つけ、正しい漢字に改めてください。

	誤	正
❶画竜点睛を描く		
❷草を見て森を見ず		
❸堪忍袋の緒が着れる		
❹海老で鯛を見る		
❺天は二物を加えず		
❻水中の栗を拾う		
❼芸術は長く先生は短し		
❽親子危うきに近寄らず		
❾百害あって徳利なし		
❿知らぬ目の半兵衛		
⓫袖振り合うも多少の縁		
⓬人事を尽くして天命を断つ		

解答 ❶描→欠、❷草→木、❸着→切、❹見→釣、❺加→与、❻水→火、❼先→人、❽親→君、❾徳→一、❿目→顔、⓫少→生、⓬断→待

脳活ポイント

文字に集中して注意力を高める

会話などでよく使われることわざを集めてありますが、注意力が衰えていると気づけない間違いが含まれています。素早く解こうとせずに、文字をじっくり見て集中力を高めながら解きましょう。

目標時間

50代まで	60代	70代以上
15分	20分	25分

正答数　／24問　かかった時間　分

⑬ 鍋の上にも三年　誤□　正▶□

⑭ 果報は捨て待て　誤□　正▶□

⑮ 愛は品出しにせよ　誤□　正▶□

⑯ 罪を包んで人を憎まず　誤□　正▶□

⑰ 雨降って地染まる　誤□　正▶□

⑱ 人は一代、声は末代　誤□　正▶□

⑲ 天高く馬超ゆる秋　誤□　正▶□

⑳ 初診忘るべからず　誤□　正▶□

㉑ 夫婦喧嘩は犬も買わない　誤□　正▶□

㉒ 事実は小節より奇なり　誤□　正▶□

㉓ 藪をつついて蛙を出す　誤□　正▶□

㉔ 腐るほど頭の下がる稲穂かな　誤□　正▶□

解答　⑬鍋→石、⑭捨→寝、⑮品→小、⑯包→憎、⑰染→固、⑱声→名、⑲超→肥、⑳診→心、㉑買→食、㉒節→説、㉓蛙→蛇、㉔腐→実

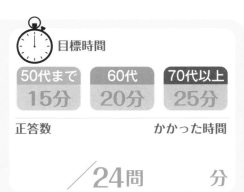

5日目 ダジャレ漢字ドリル

実践日

月　日

難易度③★★★☆☆

各問の文がダジャレになるように、下のリストから漢字を選んで空欄に書き入れてください。ヒントは問題の文中にあります。声に出して読んで考えると、解答を導きやすくなるでしょう。

①～⑫のリスト

遅　私　謡　壊　放　謝　肝　師　扇　芋　乾
露　子　感　披　公　歌　牧　破　臓　題

① 欲しいものは干し□

② オクラの出荷を□らせる

③ 荒川区では洗濯物が「あら、□く」

④ 砲台では弾が打ち□□だ

⑤ 墓石を□□してはいけません

⑥ この□□の柄はセンスがいいね

⑦ 飲みすぎは□□にいかんぞう

⑧ □□宴で拾う縁

⑨ 講師の□□混同がひどい

⑩ 官舎に住めて□□する

⑪ 教会には僕しか□□がいない

⑫ □□曲を歌いにカラオケに通う

解答 ①芋、②遅、③乾、④放題、⑤破壊、⑥扇子、⑦肝臓、⑧披露、⑨公私、⑩感謝、⑪牧師、⑫歌謡

脳活ポイント

見る力を磨き脳が活性

ダジャレを理解するためには、柔軟な思考力が必要です。空欄を埋めてダジャレを作るさいに、思考力に加え、見る力、言語力が大きく鍛えられると考えられます。

目標時間

50代まで	60代	70代以上
30分	40分	50分

正答数　　／24問

かかった時間　　分

⑬～㉔のリスト

切　好　科　郎　観　産　磁　理　下　景　器
琴　気　総　新　魔　調　葉　邪　値　廊　履

⑬ 博士に靴を□かせろ

⑭ お□の演奏はおことわり

⑮ 八百屋さんでネギを□□る

⑯ 急いでいるから□□を走ろうか

⑰ □□大臣が謝った。「アイム、ソーリー」

⑱ クリスマスのケーキ屋さんは□□がいい

⑲ 校長先生は朝から絶□□！

⑳ 結婚式は□□に心労がたまる

㉑ □□植物に水をやらんといかんよう

㉒ パジャマを着ているパパ、□□だ

㉓ □□医のところへ3回通う

㉔ 掃除機は何でできてるの？そう、□□だ

解答　⑬履、⑭琴、⑮値切、⑯廊下、⑰総理、⑱景気、⑲好調、⑳新郎、㉑観葉、㉒邪魔、㉓産科、㉔磁器

6日目 部首探しドリル

実践日

月　日

難易度④★★★★☆

各問①～⑤で漢字の書き取りをしたとき、問題の部首がいくつあるか答えてください。漢字の書き取りも問題数に含みます（解答欄には問題の部首がある漢字を青字にしています）。

❶「りっしんべん」（忄）は全部でいくつ？

① □（なつ）かしい□□（きおく）

② □□（かいてき）な□□（せいかつ）を□（おく）る

③ □（さと）りを□（ひら）く

④ □（なさ）けなくて□（なみだ）が□（で）る

⑤ □□（こうかい）が□（つの）る

⑥「りっしんべん」（忄）は□個

❷「たけかんむり」（竹）は全部でいくつ？

① □□□□（けんちくげんば）に□（む）かう

② □□（さんすう）が□□（にがて）だ

③ □□（りえき）を□□（びょうどう）に□□（ぶんぱい）する

④ □□（きせつ）が□（うつ）り□（か）わる

⑤ □□（ふでばこ）を□（わす）れる

⑥「たけかんむり」（竹）は□個

❸「いとへん」（糸）は全部でいくつ？

① □□（かいが）の□□（れんしゅう）する

② □□（けいけん）を□（つ）む

③ □□（あみめ）の□（こま）かい□（ふく）

④ □□（けっこん）の□□（やくそく）をする

⑤ □□（ぜいきん）を□（おさ）める

⑥「いとへん」（糸）は□個

❹「ころもへん」（衣）は全部でいくつ？

① □□□（はっぴょうかい）の□□（だいほん）

② □□（きもの）を□□（うらがえ）す

③ □□（さいほう）が□□（とくい）だ

④ □□（しょるい）を□□（かみぶくろ）にしまう

⑤ タイヤの□□（きれつ）を□（ふせ）ぐ

⑥「ころもへん」（衣）は□個

脳活ポイント

記憶力とともに認知力も磨かれる

記憶力がものをいう問題です。じっくり考えて思い出してみましょう。漢字が正しいかどうか文章から判断するので、認知力も鍛えられます。⑥でうっかりミスをしないように気をつけましょう。

目標時間

50代まで	60代	70代以上
20分	30分	40分

正答数　／48問

かかった時間　分

❺「くにがまえ」(口)は全部でいくつ？

① □□□□(こくないりょこう)を□(たの)しむ

② □□(かぐ)を□□(こてい)する

③ □□(かいすう)を□□(かさ)ねる

④ □(ず)を□(せん)で□(かこ)む

⑤ □□(だんち)の□□(こうえん)で□(あそ)ぶ

⑥「くにがまえ」(口)は□個

❻「ごんべん」(言)は全部でいくつ？

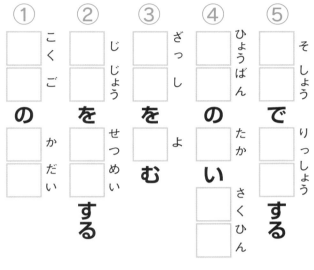

① □□(こくご)の□□(かだい)

② □□(じじょう)を□□(せつめい)する

③ □□(ざっし)を□(よ)む

④ □□(ひょうばん)の□(たか)い□□(さくひん)

⑤ □□(そしょう)で□□(りっしょう)する

⑥「ごんべん」(言)は□個

❼「だい」(大)は全部でいくつ？

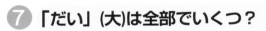

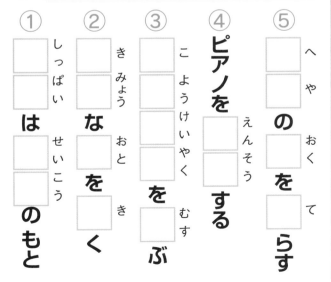

① □□(しっぱい)は□□(せいこう)のもと

② □□(きみょう)な□(おと)を□(き)く

③ □□□□(こようけいやく)を□(むす)ぶ

④ ピアノを□□(えんそう)する

⑤ □□(へや)の□(おく)を□(て)らす

⑥「だい」(大)は□個

❽「きへん」(木)は全部でいくつ？

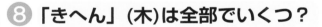

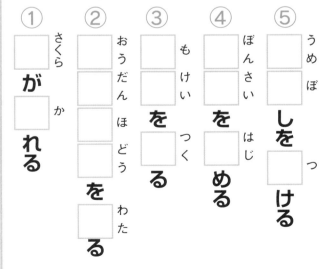

① □(さくら)が□(か)れる

② □□□□(おうだんほどう)を□(わた)る

③ □□(もけい)を□(つく)る

④ □□(ぼんさい)を□(はじ)める

⑤ □(うめ)□(ぼ)しを□(つ)ける

⑥「きへん」(木)は□個

※解答は84ページをご覧ください

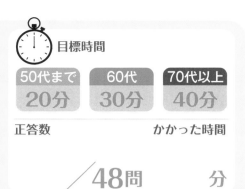

7日目 迷路で言葉クイズ

実践日　　月　　日

難易度5★★★★★

各マスに書かれたひらがながそれぞれつながって１つの文章になるよう、■のマスを除くすべてのマスを１度だけ通ってスタートからゴールに向かいます。できあがった文章が示す漢字２字を答えてください。

①

スタート（左上の「お」）

お	ん	が	く
わ	か	つ	で
れ	■	を	だ
る	お	と	す
■	ぐ	う	ど

ゴール（下段の「ぐ」）

答え

②

スタート（上段の「び」）

■	び	ょ	う
を	ゃ	し	に
せ	わ	い	ん
る	す	れ	や
こ	と	う	こ

ゴール（下段の「と」）

答え

③

スタート（上段の「え」）

む	ご	え	ん
を	し	け	ぴ
だ	し	や	つ
れ	い	れ	も
す	る	い	の

ゴール（右下の「の」）

答え

④

スタート（右上の「こ」）

ん	ぴ	ん	こ
を	と	き	ん
か	り	に	や
わ	す	き	く
と	こ	と	の

ゴール（左下の「と」）

答え

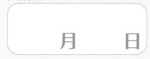

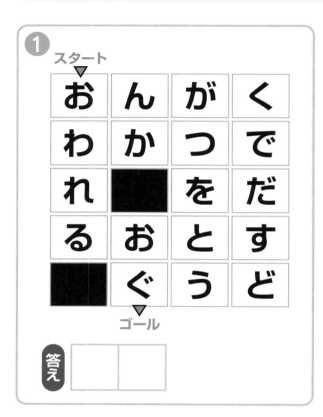

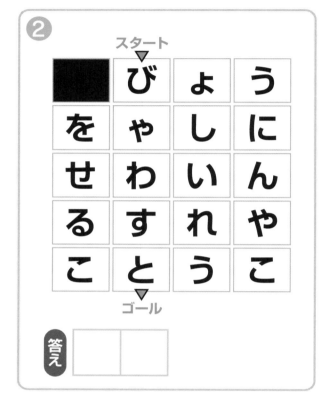

脳活ポイント

読解力が試され強まる

ひらがなで何が書かれているかを認識しながら進んでいくのに、読解力が必要になります。加えて、うまく文がつながるようにするにはどうすればいいのか、限られた時間内での思考力が試されます。

目標時間

50代まで	60代	70代以上
30分	40分	50分

正答数　／8問　かかった時間　分

⑤

スタート▼（え）

え	が	た	く
こ	る	あ	さ
ど	も	て	ん
け	む	い	か
の	ほ	ん	■

ゴール▲（ん）

答え

⑥

スタート▼（で）

■	で	ん	き
つ	せ	を	の
や	く	う	し
る	す	ょ	よ
こ	と	り	う

ゴール▲（と）

答え

⑦

スタート▼（か）

し	な	か	ち
が	は	を	く
い	に	し	て
し	ば	■	そ
ょ	る	て	だ

ゴール▲（ょ）

答え

⑧

スタート▼（ひ）

ご	き	で	ひ
と	や	の	び
ん	か	く	し
そ	き	ろ	た
う	を	の	も

ゴール▲（の）

答え

※解答は84ページをご覧ください

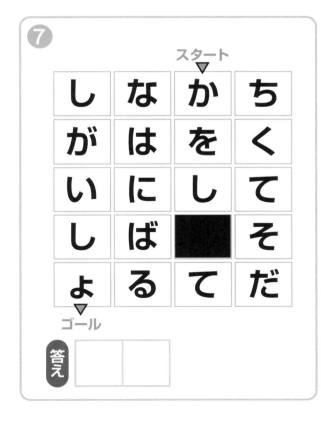

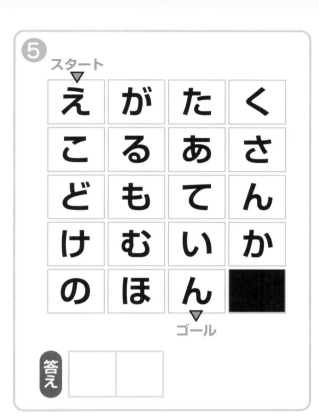

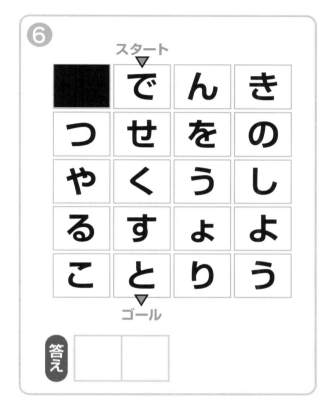

8日目 漢字連想クイズ

実践日

月　日

難易度❸★★★☆☆

❶～⑳にあるカタカナは、ある言葉から１文字抜いて○に置き換えてバラバラに並べたものです。足りない１文字を補ったうえで、正しく並べて漢字でカッコ内に書いてください。下の言葉は答えのヒントです。

❶ ラタマ○イノドカ

（　　　　　　）

首塚　神田明神
朝敵　平新皇

❷ ム○ジュ

（　　　　　　）

落語　めでたい名前
早口言葉　限りない長寿

❸ イン○シャチュハ

（　　　　　　）

確認標章　レッカー車
反則金　トンネル内

❹ キョエン○ク

（　　　　　　）

社交ダンス　宮廷
美しく青きドナウ　ワルツ

❺ ブセン○

（　　　　　　）

豆まき　厄払い
立春　恵方巻き

❻ ○ヨキウビウボ

（　　　　　　）

オールマイティ　多芸は無芸
中途半端　順応

❼ ウヘ○イキョア

（　　　　　　）

７９４年　京都
桓武天皇　碁盤の目

❽ ○シャキン

（　　　　　　）

踏切　料金所
一時停止　開閉

❾ コンウキイタ○サ

（　　　　　　）

大名行列　１年おき
徳川家光　本陣

❿ センヅル○

（　　　　　　）

折り紙　祈り
長寿　病気の回復

解答 ❶平将門、❷寿限無、❸駐車違反、❹円舞曲、❺節分、❻器用貧乏、❼平安京、❽遮断機、❾参勤交代、❿千羽鶴

脳活ポイント

情報処理能力と洞察力が根づく

文字を全体に眺めたときに、答えが浮かび上がってくるようなら、情報処理能力と洞察力がかなり鍛えられています。わからなければ、想起力を刺激する厳選された言葉のヒントを活用してください。

目標時間

50代まで	60代	70代以上
15分	25分	30分

正答数　　／20問

かかった時間　　分

⑪ ツ○シキ

（　　　　）

乾燥対策　風邪対策
電気製品　蒸気

⑫ コサ○ンロッ

（　　　　）

日本三大夜景　おいしい水
兵庫県　ロープウェイ

⑬ ○キエシャン

（　　　　）

肺ガン　スモーカー
ニコチン　肩身が狭い

⑭ イチュセカ○ン

（　　　　）

旅行券　大当たり
ガラポン　赤玉

⑮ ワア○ブ

（　　　　）

入浴剤　海外映画
リラックス　ジャグジー

⑯ ラセクン○シュ

（　　　　）

最終日　歌舞伎
大相撲　高砂

⑰ カンコン○

（　　　　）

レクイレム　教会
詩曲　慰め

⑱ ○クガコウサ

（　　　　）

小学校　鑑賞
表現　造形

⑲ ンツヒャ○キンエイ

（　　　　）

安い　大量生産
日用品　便利

⑳ ンンテウメンキョ○ショ

（　　　　）

身分証　警察署
ゴールド　国家資格

解答　⑪加湿器、⑫六甲山、⑬喫煙者、⑭抽選会、⑮泡風呂、⑯千秋楽、⑰鎮魂歌、⑱図画工作、⑲百円均一、⑳運転免許証

9日目 バラバラ言葉

実践日

月　日

難易度❹★★★★☆

各問のカタカナは、ある言葉をバラバラにしたものです。ヒントを参考にして正しく並べ替え、もとの言葉を漢字で答えてください。□には漢字１文字が入り、ひらがながあれば表示されています。

❶ ジョンビウタ

□□□

ヒント お祝い　ケーキ

❷ イヒケノウロ

□□の□

ヒント 国民の祝日　祖父母

❸ ミンウコモト

□□□□

ヒント 天下の副将軍　諸国漫遊

❹ ノクモセモッ

□の□□

ヒント ひな祭り　白酒

❺ ユキデワヒカ

□□□□

ヒント ノーベル賞　中間子

❻ ョウヤゴジナ

□□□□

ヒント シャチホコ　徳川家康

❼ リスイセョンウイョリイウ

□□□□□

ヒント ノンアルコール　緑茶

❽ ツケラキガエタイウナ

□□□□い

ヒント 運勢　ABO

❾ メタリガイクワア

□り□□□

ヒント 親切の押し売り　困惑

❿ カクブシモガウンョ

□□□□□

ヒント 教育　政府

解答 ❶誕生日、❷敬老の日、❸水戸黄門、❹桃の節句、❺湯川秀樹、❻名古屋城、❼清涼飲料水、❽血液型占い、❾有り難迷惑、❿文部科学省

脳活ポイント

認知力が驚くほど強化される

問題を読んだときに、その語感にとらわれてしまうと答えが見つかりにくくなります。問題を構成しているカタカナ1つずつに注目すると、答えが浮かんできます。くり返せば認知力が驚くほど強化されます。

目標時間

50代まで	60代	70代以上
20分	25分	30分

正答数　／20問

かかった時間　分

⑪ ココネニンバ

□に□□

ヒント　価値　無駄

⑫ ンクセタキ

□□□

ヒント　三種の神器　衣類

⑬ ギリフョノ

□□の□

ヒント　第三者　利益

⑭ ホツウカイマ

□□□い

ヒント　サリーちゃん　ホウキ

⑮ オイョアウシダ

□□□

ヒント　ヘビ　田中邦衛

⑯ テバモイクンカ

□□□□

ヒント　回る乗り物　遊園地

⑰ シウイラトトクダモ

□□□□し

ヒント　ロウソク　見逃し

⑱ トマチクンベウノウ

□の□□□

ヒント　焼き魚　俵結び

⑲ ンエミジカビリ

□□り□□

ヒント　記念切手　浮世絵

⑳ カイシッホセドンカウンン

□□□□□□

ヒント　新函館北斗駅　はやぶさ

解答　⑪猫に小判、⑫洗濯機、⑬漁夫の利、⑭魔法使い、⑮青大将、⑯回転木馬、⑰灯台下暗し、⑱幕の内弁当、⑲見返り美人、⑳北海道新幹線

10日目 漢字熟語しりとり

実践日

月　日

難易度 5 ★★★★★

７つの漢字を使い、二字熟語をしりとりで作ります。できた二字熟語の右側の漢字が、次の二字熟語の左側の漢字になります。答えの最初と最後の漢字は１度しか使いません。うまくつながるように埋めてください。

❶ 符 赤 丸 子 砲 号 音

赤					

❷ 達 類 配 青 分 年 成

青					

❸ 挙 作 弁 動 当 答 選

答					

❹ 角 問 七 方 屋 夕 質

七					

❺ 豆 液 渋 乳 納 晶 滞

				納	

❻ 下 鳥 章 白 城 校 居

				居	

❼ 端 北 関 敗 的 極 連

				敗	

❽ 尾 置 学 行 語 進 位

				行	

解答

❶赤子→子音→音符→符号→号砲→砲丸、❷青年→年配→配達→達成→成分→分類、
❸答弁→弁当→当選→選挙→挙動→動作、❹七夕→夕方→方角→角質→質問→問屋、
❺渋滞→滞納→納豆→豆乳→乳液→液晶、❻白鳥→鳥居→居城→城下→下校→校章、
❼関連→連敗→敗北→北極→極端→端的、❽語尾→尾行→行進→進学→学位→位置

脳活ポイント

言語中枢を一段と磨く!

熟語をしりとりのようにつなげて並べることで、言語中枢である側頭葉を活性化させる効果が期待できます。また、想起力と洞察力、情報処理力も大いに鍛えられます。

目標時間

50代まで	60代	70代以上
30分	45分	60分

正答数 ／16問　かかった時間 分

⑨ 会 神 本 社 能 風 見

風		▶			▶			▶
		▶			▶			

⑩ 産 砂 卵 鉄 生 棒 黄

生		▶			▶			▶
		▶			▶			

⑪ 門 口 色 戸 紅 開 茶

開		▶			▶			▶
		▶			▶			

⑫ 潤 配 積 山 信 分 沢

潤		▶			▶			▶
		▶			▶			

⑬ 流 解 歌 出 詞 演 放

		▶			▶	流		▶
		▶			▶			

⑭ 境 窓 合 辺 同 界 混

		▶			▶	同		▶
		▶			▶			

⑮ 置 軽 実 設 換 施 気

		▶			▶	設		▶
		▶			▶			

⑯ 詞 工 引 先 作 率 人

		▶			▶	先		▶
		▶			▶			

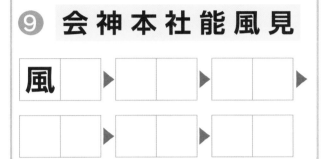

解答
⑨風神→神社→社会→会見→見本→本能、⑩生産→産卵→卵黄→黄砂→砂鉄→鉄棒、
⑪開門→門戸→戸口→口紅→紅茶→茶色、⑫潤沢→沢山→山積→積分→分配→配信、
⑬解放→放流→流出→出演→演歌→歌詞、⑭混合→合同→同窓→窓辺→辺境→境界、
⑮実施→施設→設置→置換→換気→気軽、⑯引率→率先→先人→人工→工作→作詞

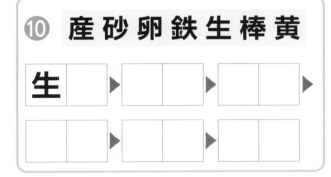

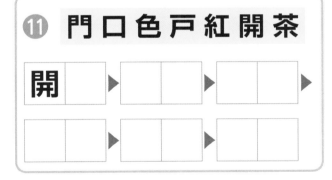

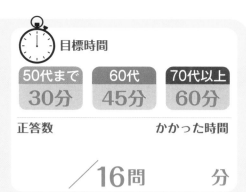

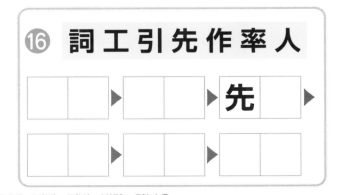

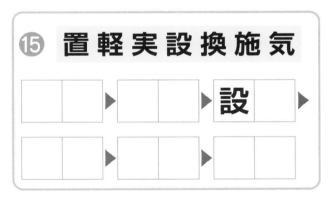

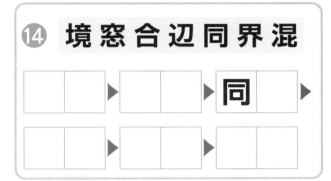

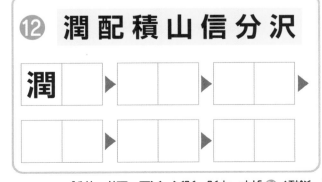

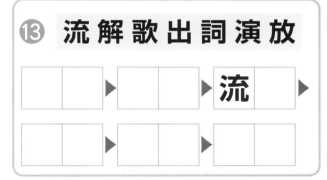

11日目 四字熟語ジグソー

実践日

月　日

難易度❸★★★☆☆

各問には、四字熟語を構成する４つの漢字がそれぞれ４分割された形で提示されています。頭の中で漢字を並べ換えて復元し、書いてある四字熟語を解答欄に書いてください。

❶

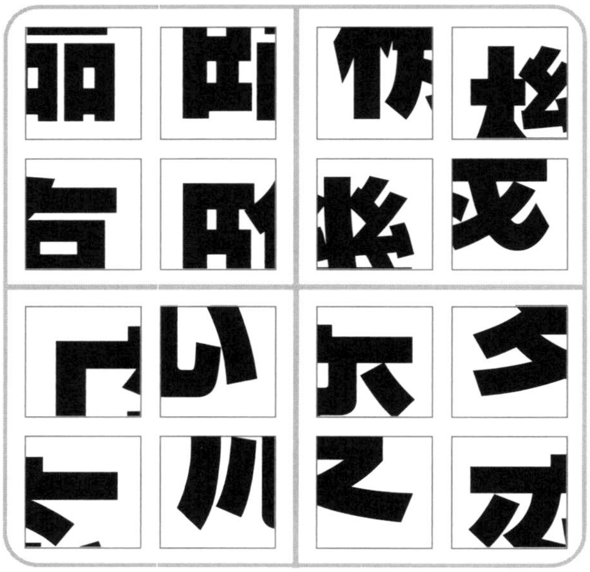

答え

❷

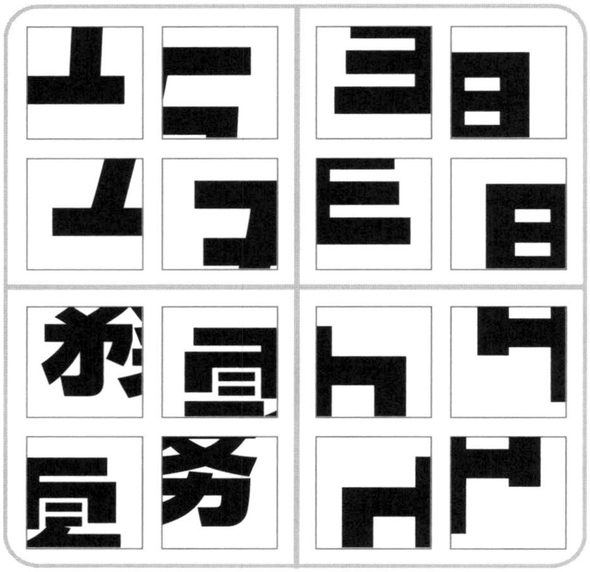

答え

❸

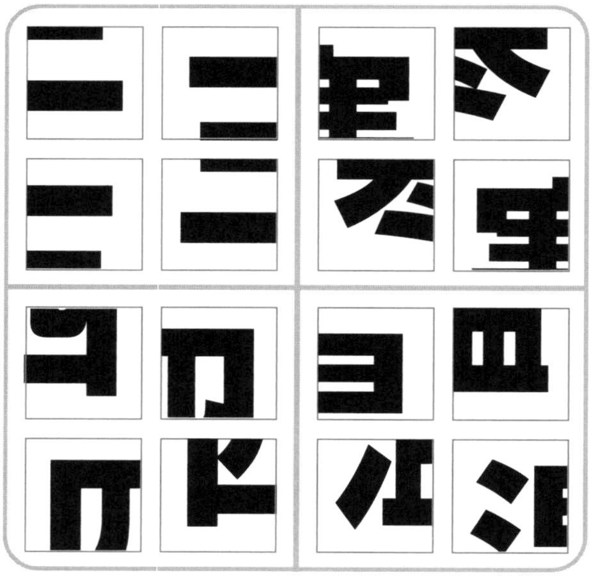

答え

❹

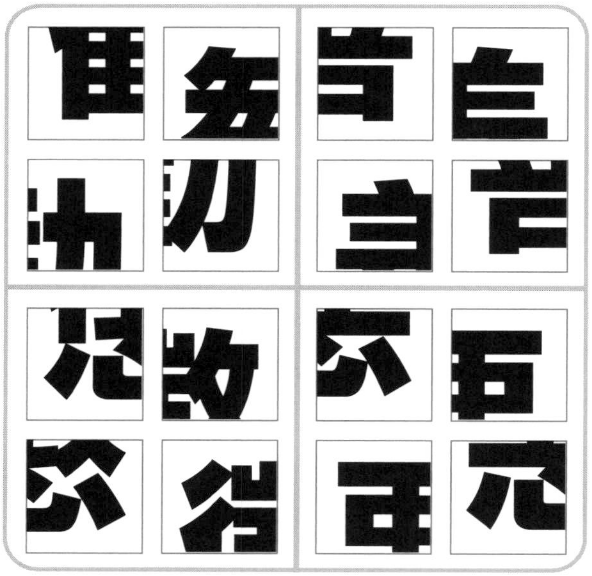

答え

解答 ❶臨機応変、❷五里霧中、❸三寒四温、❹勧善懲悪

脳活ポイント

直感力も漢字力も身につく

４分割された漢字の完成図を頭の中でイメージすることで、直感力や想像力が鍛えられます。さらに、四字熟語を作成するさいに漢字力や想起力も養われることが期待できます。

目標時間

50代まで	60代	70代以上
10分	20分	30分

正答数　／8問　かかった時間　分

⑤

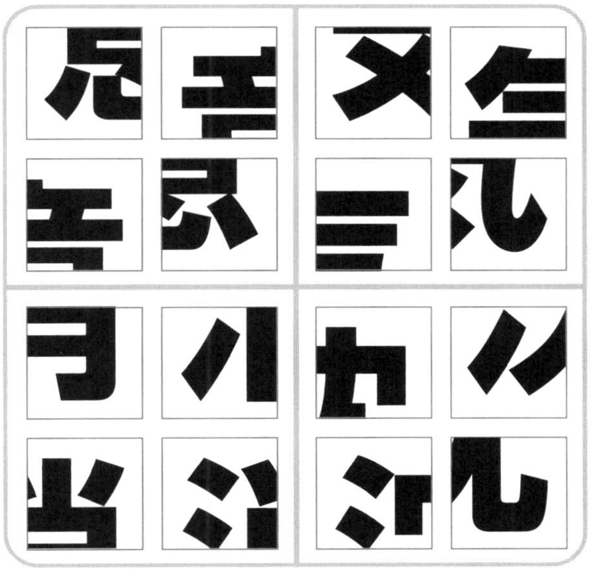

答え

⑥

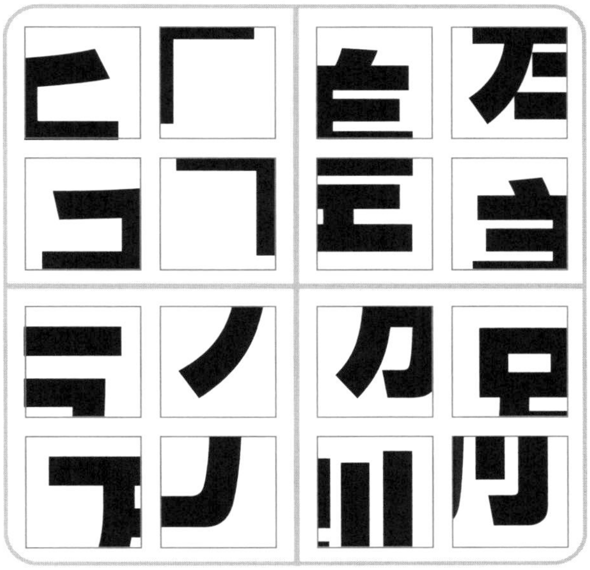

答え

⑦

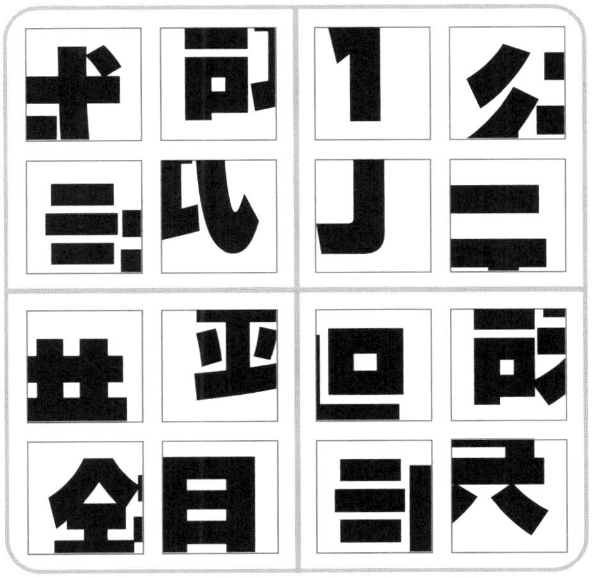

答え

⑧

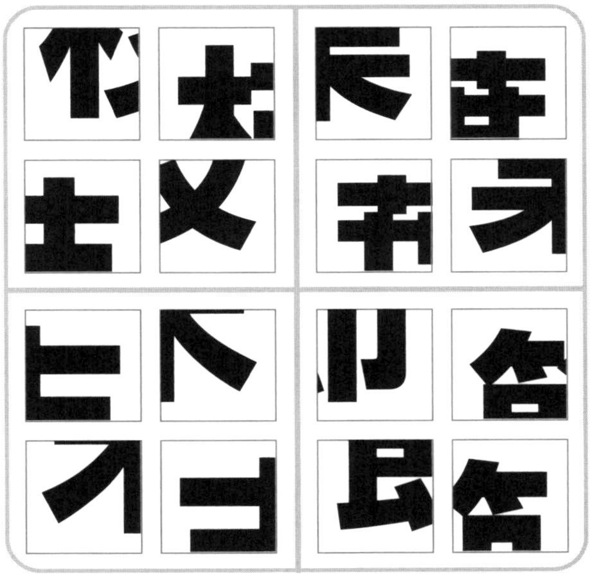

答え

解答 ⑤意気消沈、⑥千差万別、⑦試行錯誤、⑧枝葉末節

12日目 反対語4セレクト

実践日

月　日

難易度❸★★★☆☆

各問、左側と右側にある熟語は反対語の関係にありますが、右側の漢字１字が消えています。その消えた漢字が何かを、下のヒントにある４つの漢字の中から１つ選び、空欄に書き入れてください。

❶ 苦言⇔□言
ヒント 過　甘　格　一

❼ 名案⇔□案
ヒント 悪　発　愚　答

❷ 無償⇔□償
ヒント 弁　有　代　賠

❽ 好意⇔□意
ヒント 決　敵　注　故

❸ 穏健⇔過□
ヒント 程　激　少　信

❾ 承認⇔□否
ヒント 安　拒　賛　正

❹ 擁護⇔□害
ヒント 被　損　無　侵

❿ 粗雑⇔□密
ヒント 隠　精　過　親

❺ 偶数⇔□数
ヒント 実　虚　素　奇

⓫ 譜代⇔□様
ヒント 殿　外　王　上

❻ 往路⇔□路
ヒント 迷　戻　行　復

⓬ 秘密⇔□然
ヒント 内　自　天　公

解答 ❶甘、❷有、❸激、❹侵、❺奇、❻復、❼愚、❽敵、❾拒、❿精、⓫外、⓬公

脳活ポイント

認知症予防に役立つ習慣がつく

どれも当てはまりそうな紛らわしい漢字がヒントに入っているので、認知力が鍛えられます。日ごろから、漢字に注意を払って記憶に刻み込むクセをつければ、認知症予防に大いに役立ちます。

目標時間

50代まで	60代	70代以上
20分	25分	30分

正答数　　／24問

かかった時間　　分

⑬ 信用⇔□信
ヒント 受　不　過　自

⑭ 和解⇔決□
ヒント 心　死　裂　意

⑮ 始業⇔□業
ヒント 休　起　就　終

⑯ 当社⇔□社
ヒント 御　他　弊　会

⑰ 主観⇔□観
ヒント 達　静　客　壮

⑱ 衛星⇔□星
ヒント 異　惑　金　運

⑲ 悪臭⇔□香
ヒント 焼　線　芳　善

⑳ 金納⇔□納
ヒント 延　上　物　収

㉑ 困難⇔□易
ヒント 交　容　貿　変

㉒ 刑事⇔□事
ヒント 幹　悪　公　民

㉓ 発言⇔沈□
ヒント 黙　下　没　火

㉔ 戦争⇔□和
ヒント 温　柔　新　平

解答 ⑬不、⑭裂、⑮終、⑯他、⑰客、⑱惑、⑲芳、⑳物、㉑容、㉒民、㉓黙、㉔平

13日目 数字つなぎ三字熟語

実践日

月　　日

難易度③★★★☆☆

１の★印から２の●印、３の●印というように各数字の印を順序よく線でつなぐと現れる３文字の漢字を使ってできる熟語を答えてください。最後の数字の印は☆です。最後まで線を引かなくても答えは導けます。

❶

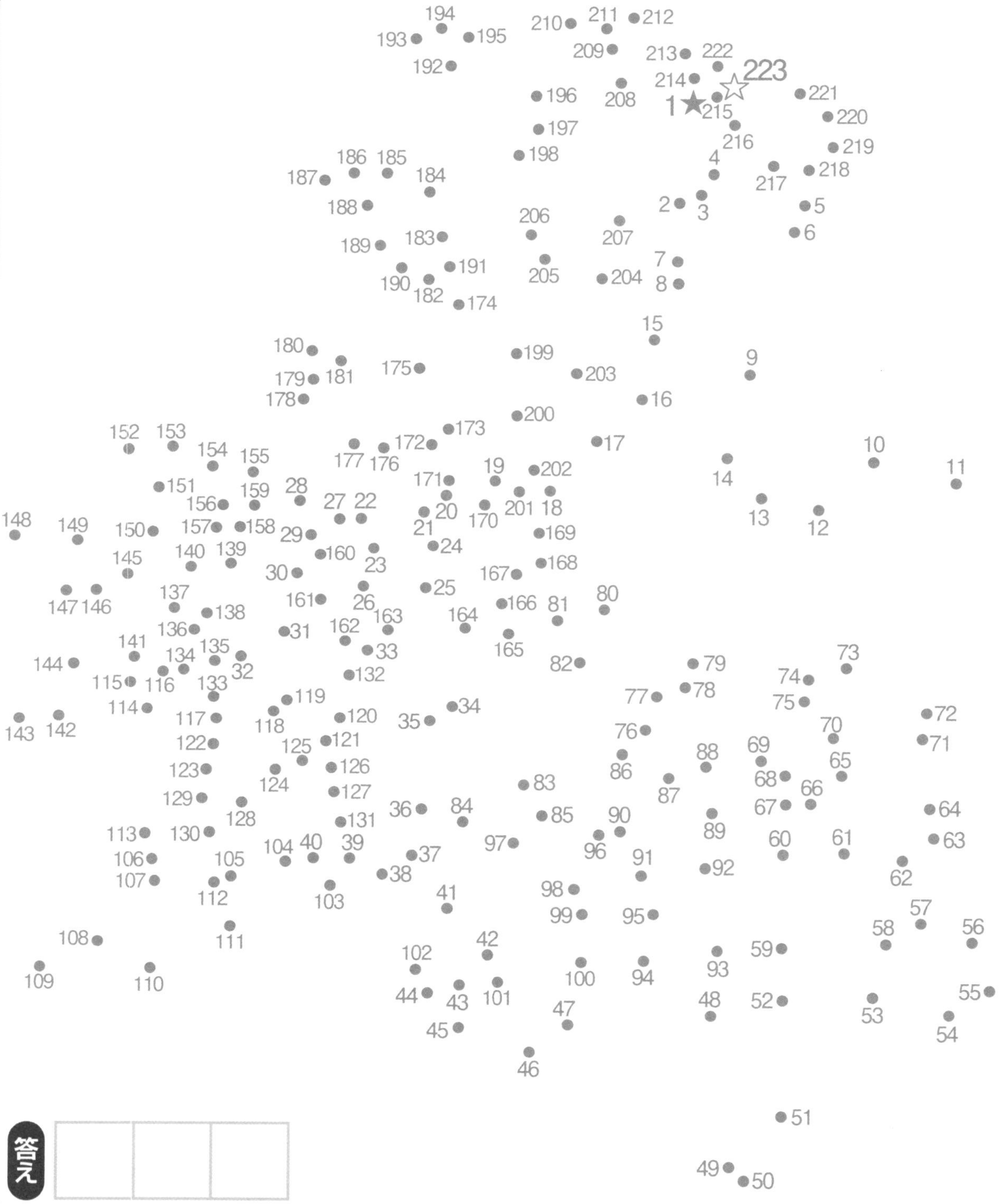

答え

脳活ポイント

見る力を磨き脳が活性

浮かび上がった図形から漢字を読み取り、三字熟語が何かを答えることで、脳の「見る力」の訓練にもなります。また、点を１から順につなげるため、注意力や集中力も鍛えられます。

目標時間

50代まで	60代	70代以上
15分	30分	40分

正答数　　／2問

かかった時間　　分

❷

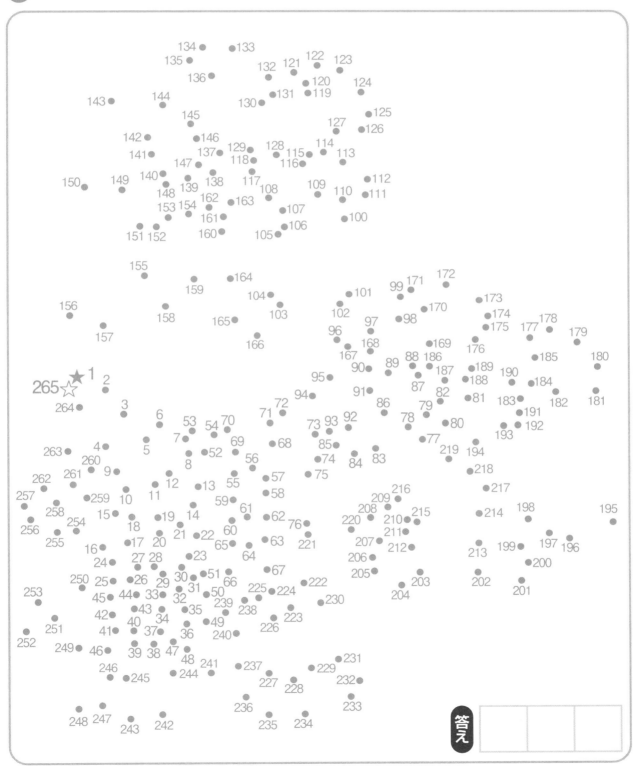

答え

※解答は85ページをご覧ください

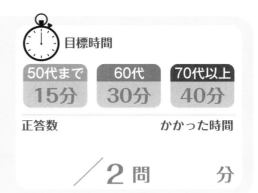

14日目 二字熟語クロス

実践日

月　日

難易度④★★★★☆

下のリストから、上下左右にある漢字と組み合わせて二字熟語を４つ作れる漢字を選び、中央のマスに記入します。ページごとに16問すべて解いたら、リストに残った４字の漢字から四字熟語を作ってください。

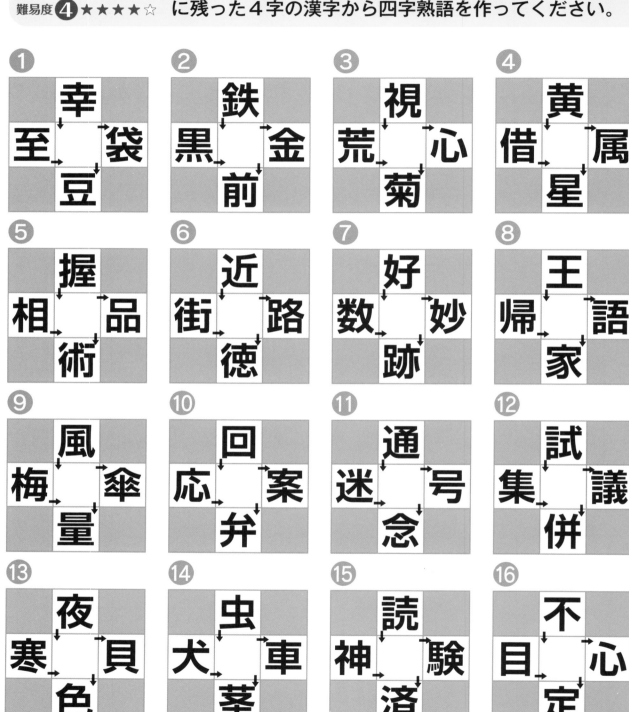

①

	幸	
至		袋
	豆	

②

	鉄	
黒		金
	前	

③

	視	
荒		心
	菊	

④

	黄	
借		属
	星	

⑤

	握	
相		品
	術	

⑥

	近	
街		路
	徳	

⑦

	好	
数		妙
	跡	

⑧

	王	
帰		語
	家	

⑨

	風	
梅		傘
	量	

⑩

	回	
応		案
	弁	

⑪

	通	
迷		号
	念	

⑫

	試	
集		議
	併	

⑬

	夜	
寒		貝
	色	

⑭

	虫	
犬		車
	茎	

⑮

	読	
神		験
	済	

⑯

	不	
目		心
	定	

①～⑯のリスト

雨	板	奇	経	金	国	球
答	信	全	合	桜	力	手
投	野	歯	福	道	安	

⑰ 四字熟語の答え

答え

解答 ①福、②板、③野、④金、⑤手、⑥道、⑦奇、⑧国、⑨雨、⑩答、⑪信、⑫合、⑬桜、⑭歯、⑮経、⑯安、⑰＜四字熟語の答え＞全力投球

脳活ポイント

思考力と想起力を磨く！

４つの二字熟語に共通する漢字を探すのに必要な思考力や想像力・洞察力や、漢字を思い出す想起力が養われると考えられます。また、漢字力や語彙力を向上させる効果も期待できるでしょう。

目標時間

50代まで	60代	70代以上
25分	35分	45分

正答数　／34問　　かかった時間　分

⑱

	銀	
遂		動
	方	

⑲

	大	
人		事
	夫	

⑳

	熟	
思		査
	慮	

㉑

	雌	
英		姿
	花	

㉒

	源	
主		行
	儀	

㉓

	合	
切		根
	毛	

㉔

	銭	
熱		船
	治	

㉕

	人	
学		産
	活	

㉖

	既	
構		長
	功	

㉗

	忍	
方		律
	則	

㉘

	虚	
皆		理
	駄	

㉙

	保	
看		備
	衛	

㉚

	真	
定		格
	値	

㉛

	負	
集		物
	重	

㉜

	運	
振		力
	作	

㉝

	写	
純		剣
	空	

⑱～㉝のリスト

価	行	真	考	無	成	工
生	武	動	荷	文	羽	法
道	守	湯	雄	流	両	

㉞ 四字熟語の答え

答え

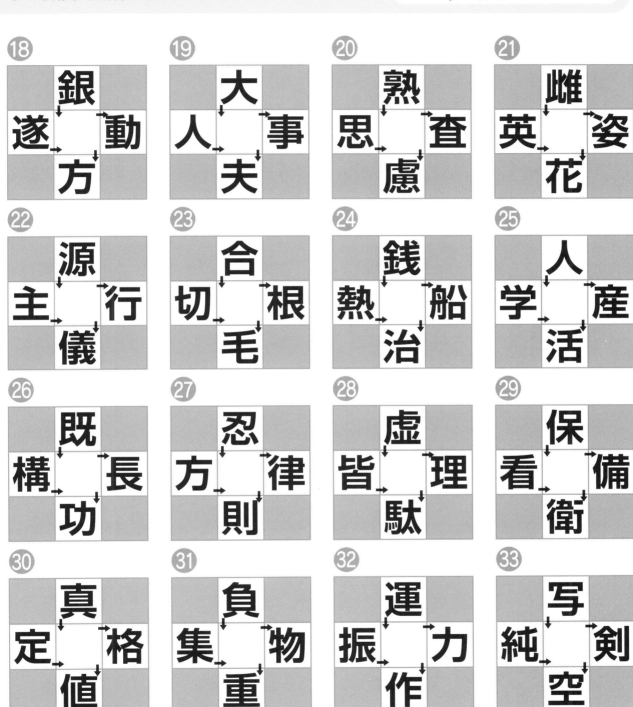

解答 ⑱行、⑲工、⑳考、㉑雄、㉒流、㉓羽、㉔湯、㉕生、㉖成、㉗法、㉘無、㉙守、㉚価、㉛荷、㉜動、㉝真、㉞＜四字熟語の答え＞文武両道

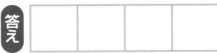

15日目 漢字結び四字熟語

実践日

月　日

難易度④★★★★☆

A～D群、E～H群の囲みの中にある漢字をそれぞれ1字ずつ、順に結びつけて、合計で24個の四字熟語を作ってください。A～D群、E～H群の漢字は1回ずつ、すべて用います。解答は順不同です。

A群		B群		C群		D群	
年	試	中	功	止	専	水	世
完	明	然	風	模	満	乱	用
立	泰	行	心	燃	無	誤	行
無	一	味	断	乾	自	燥	列
暗	独	地	身	出	序	焼	索
順	天	全	鏡	不	錯	帆	若

	A群	B群	C群	D群
①				
②				
③				
④				
⑤				
⑥				

	A群	B群	C群	D群
⑦				
⑧				
⑨				
⑩				
⑪				
⑫				

解答　①～⑫天地無用・順風満帆・試行錯誤・無味乾燥・暗中模索・泰然自若・明鏡止水・完全燃焼・立身出世・一心不乱・年功序列・独断専行

脳活ポイント

ひらめきと直感力が磨かれる

漢字一つひとつを見ると、さまざまな熟語が浮かんでくると思いますが、それぞれを関連付けて熟語にするには、ひらめきが不可欠です。パッと見てどれとどれが結びつきそうか、直感力を磨きましょう。

目標時間

50代まで	60代	70代以上
15分	25分	30分

正答数 ／24問　かかった時間 分

E群		F群		G群		H群	
一	栄	語	雲	左	瞭	西	衰
行	右	言	喜	投	晩	合	音
大	言	目	往	東	盛	後	断
意	空	今	口	道	無	成	水
狂	他	気	前	流	絶	用	往
異	古	器	枯	同	乱	舞	然

	E群	F群	G群	H群
⑬				
⑭				
⑮				
⑯				
⑰				
⑱				

	E群	F群	G群	H群
⑲				
⑳				
㉑				
㉒				
㉓				
㉔				

解答 ⑬〜㉔古今東西・栄枯盛衰・一目瞭然・行雲流水・言語道断・大器晩成・異口同音・狂喜乱舞・意気投合・右往左往・空前絶後・他言無用

16日目 ひらがな結び

実践日

月　日

難易度❸★★★☆☆

マスの中にあるひらがなだけを拾って並べ替え、ヒントに見合う言葉を作りましょう。解答欄には、漢字でその言葉を書いてください。漢字の文字数はマスの数と一致します。答えが2つの問題もあります。

❶ ヒント 郵便

く	ミ	ビ	ル
ギ	つ	キ	ヒ
ユ	ノ	ウ	そ
ア	エ	た	チ

答え

❷ ヒント 童話

ン	た	ダ	ン
エ	キ	モ	も
も	ヌ	ケ	ユ
レ	う	オ	ろ

答え

❸ ヒント 運動会の種目

ヅ	う	テ	き
ょ	ノ	ゲ	ン
ユ	と	メ	そ
レ	キ	う	ト

答え

❹ ヒント 書道

チ	モ	テ	し
ネ	で	ノ	ウ
マ	ガ	は	ユ
ん	ア	ポ	ふ

答え

❺ ヒント 秋の味覚

き	ミ	ん	キ
ワ	タ	キ	か
ケ	ぎ	ヒ	ナ
な	オ	ヒ	ん

答え

❻ ヒント 占い

う	ゲ	コ	て
キ	ヒ	ふ	チ
い	そ	ガ	ツ
ア	チ	う	す

答え

❼ ヒント 保存食

ピ	か	ン	も
の	ア	め	モ
ザ	つ	セ	エ
グ	ト	ミ	づ
ん	テ	け	レ

答え

❽ ヒント 道路

ダ	ン	う	イ
さ	く	カ	は
ラ	ケ	ん	ヌ
ん	ユ	ケ	て
プ	こ	ム	せ

答え

❾ ヒント 浅草

き	み	ん	エ
カ	し	ゼ	な
り	ス	も	マ
ソ	パ	じ	か
ゃ	ん	ク	り

答え

解答 ❶速達、❷桃太郎、❸徒競走、❹筆・半紙、❺柿・銀杏、❻手相・風水、❼缶詰・漬物、❽白線・交差点、❾雷門・人力車

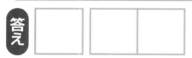

脳活ポイント

認知力強化にすごく役立つ！

マスの中からひらがなを見つけて拾い出し、それを並べ替え、漢字に変換して書くという３つの課題をこなすため、認知力の強化にすごく役立つと考えられます。

目標時間

50代まで	60代	70代以上
10分	15分	20分

正答数 ／18問　かかった時間 分

⑩ ヒント 世界一寒い

コ	オ	ん	レ
ル	ょ	イ	ツ
な	リ	ネ	き
ネ	カ	く	ン

答え □□

⑪ ヒント 浦島太郎

レ	フ	て	ブ
ま	ク	コ	こ
ズ	ば	フ	ウ
ヲ	ア	キ	た

答え □□□

⑫ ヒント 欠席ゼロ

し	ノ	ピ	ん
ジ	か	ア	チ
き	ヲ	ょ	ケ
ム	う	ネ	い

答え □□□

⑬ ヒント 寿司のネタ

な	ソ	イ	い
エ	ス	ご	あ
ム	あ	ケ	ハ
か	コ	が	ゾ

答え □□ □□

⑭ ヒント 家族

ち	シ	ル	ニ
う	ハ	ょ	エ
ナ	じ	ス	ち
ち	ユ	ょ	ワ

答え □ □□

⑮ ヒント 電車

ん	ヤ	み	ナ
コ	り	シ	せ
ふ	ノ	カ	ロ
モ	ろ	レ	き

答え □□ □□

⑯ ヒント 発酵食品

ダ	う	ノ	ま
ざ	ヒ	っ	チ
ト	ス	ハ	シ
と	フ	あ	ネ
ア	け	ジ	な

答え □□ □□

⑰ ヒント 旧暦の月

み	ス	チ	き
ナ	ミ	き	ケ
ガ	づ	レ	ぎ
さ	シ	ル	ナ
ラ	な	ら	ユ

答え □□ □□□

⑱ ヒント 和楽器

オ	ん	ル	ゃ
い	ロ	パ	ア
カ	し	シ	せ
セ	ミ	ネ	た
こ	ク	み	ニ

答え □□ □□□

解答 ⑩南極、⑪玉手箱、⑫皆勤賞、⑬赤貝・穴子、⑭父・長女、⑮線路・踏切、⑯甘酒・納豆、⑰如月・水無月、⑱太鼓・三味線

17日目 つなぎ言葉クロス

実践日

月　　日

難易度❸★★★☆☆

各問、中央の解答欄の左側には答えの前につく言葉が、右側には後ろにつく言葉が２つずつ並んでいます。これらの言葉が前後につけられる言葉を、ヒントにしたがって解答欄に書いてください。

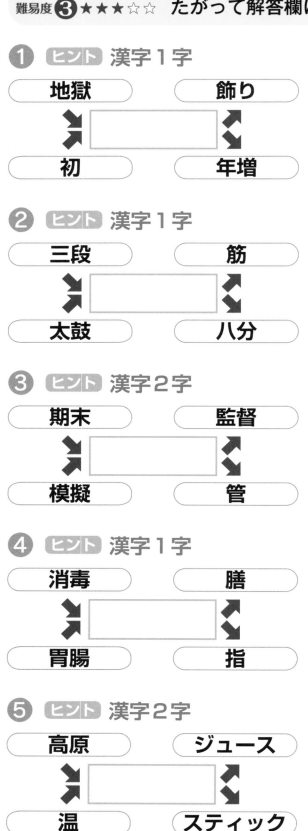

❶ ヒント 漢字１字

地獄		飾り
初		年増

❷ ヒント 漢字１字

三段		筋
太鼓		八分

❸ ヒント 漢字２字

期末		監督
模擬		管

❹ ヒント 漢字１字

消毒		膳
胃腸		指

❺ ヒント 漢字２字

高原		ジュース
温		スティック

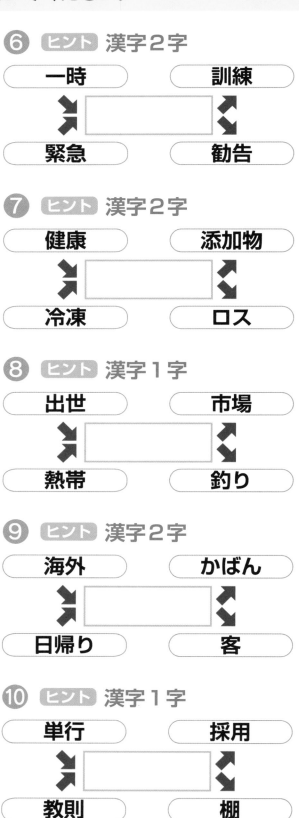

❻ ヒント 漢字２字

一時		訓練
緊急		勧告

❼ ヒント 漢字２字

健康		添加物
冷凍		ロス

❽ ヒント 漢字１字

出世		市場
熱帯		釣り

❾ ヒント 漢字２字

海外		かばん
日帰り		客

❿ ヒント 漢字１字

単行		採用
教則		棚

解答 ❶耳、❷腹、❸試験、❹薬、❺野菜、❻避難、❼食品、❽魚、❾旅行、❿本

脳活ポイント

ひらめきが磨かれて思考も深まる

４つの言葉をヒントに、想起力を駆使してつなげられる漢字を探します。ヒントの単語を声に出してみると、パッとひらめく場合も。関連の深い言葉を考えていくうちに正解にたどり着くときもあります。

目標時間

50代まで	60代	70代以上
20分	25分	30分

正答数 ／20問　かかった時間 分

⑪ ヒント 漢字２字

中部 / 銀行 / 熱帯 / 自治体

⑫ ヒント 漢字２字

営業 / 差 / 勤務 / 制限

⑬ ヒント 漢字１字

石 / 文字 / 稼ぎ / がい骨

⑭ ヒント 漢字２字

情報 / 保険 / 高齢化 / 福祉

⑮ ヒント 漢字１字

時代 / 作家 / 西部 / 薬

⑯ ヒント 漢字２字

大 / 装置 / 晴れ / 裏

⑰ ヒント 漢字１字

国際 / 鉛筆 / 群青 / 眼鏡

⑱ ヒント 漢字２字

子 / 組織 / 有限 / 案内

⑲ ヒント 漢字１字

白昼 / 心地 / 正 / 物語

⑳ ヒント 漢字１字

北極 / ぶどう / 地中 / 開き

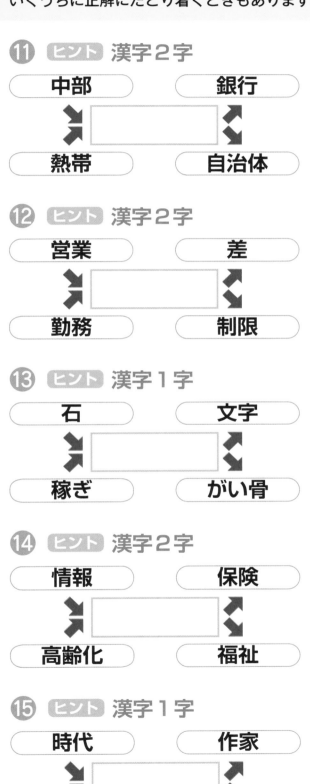

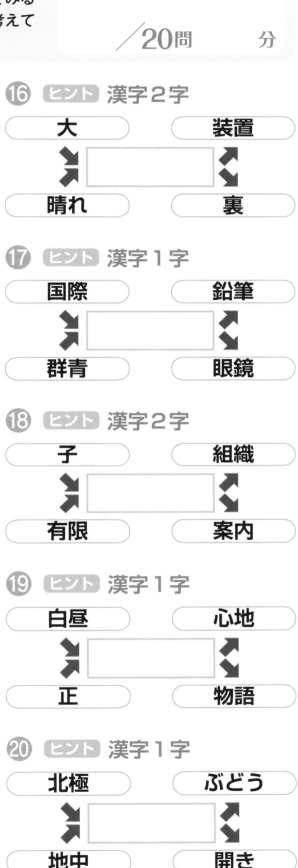

解答 ⑪地方、⑫時間、⑬頭、⑭社会、⑮劇、⑯舞台、⑰色、⑱会社、⑲夢、⑳海

18日目 ひらめき二字熟語

実践日
月　日

難易度❹★★★★☆

❶～⑯の各問のヒントにある漢字を使って、①～④の文章の□□部分に意味がぴったり当てはまるとひらめいた二字熟語を1つ書き入れてください。答えが2つ以上考えられるものもあります。

❶ ヒント 速

①ニュース□□が流れた
②□□道路が渋滞
③電話をかけたら、□□やってきた
④明日届くように□□で送る

❷ ヒント 逆

①世間からの□□が厳しい
②年齢から□□して生年を知る
③河川が□□する
④□□満塁ホームラン

❸ ヒント 竹

①□□の勢いで勝ち進む
②あいつとは□□の友
③□□でタケノコ狩り
④「□□踏み健康法」

❹ ヒント 及

①あえて欠点に□□する
②□□点に達し合格
③一般家庭にもパソコンが□□して久しい
④この政策は経済に□□する

❺ ヒント 仕

①本製品の□□を調べる
②社会に□□する
③生きるために□□をする
④この惨状は誰の□□だ

❻ ヒント 年

①□□老いやすく学なり難し
②石の上にも□□
③□□の納めどき
④□□序列にも利点あり

❼ ヒント 労

①若いころの□□はするべき
②□□に終わった
③□□基準法を守る
④徹夜で□□こんぱい

❽ ヒント 社

①□□をかけた事業
②□□仏閣を巡る旅
③趣味の□□ダンス
④新聞の□□を読んだ

解答
❶①速報②高速③早速④速達、❷①逆風②逆算③逆流④逆転、❸①破竹②竹馬③竹林④青竹、
❹①言及②及第③普及④波及、❺①仕様②奉仕③仕事④仕業、❻①少年②三年③年貢④年功、
❼①苦労②徒労③労働④疲労、❽①社運②神社③社交④社説

脳活ポイント

直感力に加え語彙力も身につく

漢字1文字と文脈から正しい二字熟語を推測するため、直感力や想起力が鍛えられると考えられます。また、実際に二字熟語を書くので、語彙が増えて側頭葉の活性化も期待できます。

目標時間

50代まで	60代	70代以上
25分	35分	50分

正答数 ／64問　かかった時間 分

⑨ ヒント 伝

① 新商品の□□をする
② 宅配便の□□に記入
③ 武術の免許□□を受けた
④ 相撲の□□を守る

⑩ ヒント 灯

① □□下暗し
② □□が燃料のストーブ
③ 浅草雷門の大□□
④ 22時には□□する

⑪ ヒント 老

① □□は死なず消え去るのみ
② □□男女に大人気
③ □□が進んで細かい文字が読めない
④ □□にムチ打って働く

⑫ ヒント 因

① □□の相手との対戦
② 飲酒に□□する事故
③ □□応報の罰が当たる
④ 村の□□を打破する

⑬ ヒント 仮

① □□をかぶって表情を隠した
② □□を立てて検証
③ □□で仕事を休んだ
④ うわさを事実だと□□してみる

⑭ ヒント 任

① □□の先生に相談
② 大臣が賄賂を受け取って□□した
③ □□満了で退職
④ 彼がまとめ役に□□

⑮ ヒント 再

① 持病が□□した
② 1980年代のブームが□□する
③ 江戸時代の料理を□□
④ 昨日撮ったビデオを□□

⑯ ヒント 舌

① □□で熱いものが苦手
② □□三寸で人を惑わす
③ 激しい□□がくりひろげられた
④ □□に尽くしがたい

解答

⑨①宣伝②伝票③皆伝④伝統、⑩①灯台②灯油③提灯④消灯、⑪①老兵②老若③老眼④老骨・老体、
⑫①因縁②起因③因果④因習、⑬①仮面②仮説③仮病④仮定、⑭①担任②辞任③任期④適任、
⑮①再発②再燃③再現④再生、⑯①猫舌②舌先③舌戦④筆舌

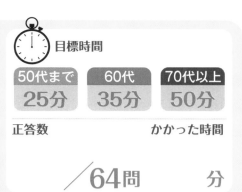

19日目 ことわざ間違い探し

実践日

月　　日

難易度4★★★★☆

❶～㉔には、日常よく使われることわざや慣用句が並んでいますが、それぞれ１ヵ所、間違った漢字が使われています。その間違った漢字を見つけ、正しい漢字に改めてください。

❶ 断長の思い　誤□ 正▶□

❷ 亭主の不信心　誤□ 正▶□

❸ 掃き溜めに亀　誤□ 正▶□

❹ のれんに筆押し　誤□ 正▶□

❺ 濡れ衣を似せる　誤□ 正▶□

❻ 親の心我知らず　誤□ 正▶□

❼ 人の噂も四十五日　誤□ 正▶□

❽ 猿の居ぬ間に洗濯　誤□ 正▶□

❾ 旅は道連れ余は情け　誤□ 正▶□

❿ 雀十まで踊り忘れず　誤□ 正▶□

⓫ 太も歩けば棒に当たる　誤□ 正▶□

⓬ 一寸の虫にも五年の魂　誤□ 正▶□

解答 ❶長→腸、❷亭→坊、❸亀→鶴、❹筆→腕、❺似→着、❻我→子、❼四→七、❽猿→鬼、❾余→世、❿十→百、⓫太→犬、⓬年→分

脳活ポイント

文字に集中して注意力を高める

会話などでよく使われることわざを集めてありますが、注意力が衰えていると気づけない間違いが含まれています。素早く解こうとせずに、文字をじっくり見て集中力を高めながら解きましょう。

目標時間

50代まで	60代	70代以上
15分	20分	25分

正答数　　／24問　　かかった時間　　分

⑬ 竹屋の火玉　誤［　］正▶［　］

⑭ 溜引が下がる　誤［　］正▶［　］

⑮ 小童の川流れ　誤［　］正▶［　］

⑯ 望郷へ錦を飾る　誤［　］正▶［　］

⑰ 獅子心中の虫　誤［　］正▶［　］

⑱ 同じ釜の肉を食う　誤［　］正▶［　］

⑲ 一杯地にまみれる　誤［　］正▶［　］

⑳ 奮い立ったが吉日　誤［　］正▶［　］

㉑ 噂をすれば魔がさす　誤［　］正▶［　］

㉒ 取るを知る者は富む　誤［　］正▶［　］

㉓ 草の根も乾かぬうち　誤［　］正▶［　］

㉔ 眠る子は育つ親助け　誤［　］正▶［　］

解答　⑬玉→事、⑭引→飲、⑮小→河、⑯望→故、⑰心→身、⑱肉→飯、⑲杯→敗、⑳奮→思、㉑魔→影、㉒取→足、㉓草→舌、㉔眠→寝

20日目 ダジャレ漢字ドリル

実践日

月　日

難易度3★★★☆☆

各問の文がダジャレになるように、下のリストから漢字を選んで空欄に書き入れてください。ヒントは問題の文中にあります。声に出して読んで考えると、解答を導きやすくなるでしょう。

❶～⓬のリスト

捨	棄	注	機	夜	家	華	屋	走	陽	麗
太	牢	内	師	慨	投	嫌	更	憤	嫁	要

❶ 汚れたステテコを□てておこう

❷ □の書いた字は読めないな

❸ □□がまぶしくて、目が痛いよう

❹ カレイの泳ぎは□□だね

❺ あの幼虫には毒があるから□□意

❻ 泥棒は□□に入ろうや

❼ □も□けましたが、余も老けました

❽ 稚内で妻に会った。「わっ、□□！」

❾ □□に大事なことをし忘れる

❿ 鳩のフン害に□□する

⓫ 陶器を不法□□しないでください

⓬ 提出期限を守って、先生の□□を取る

解答　❶捨、❷嫁、❸太陽、❹華麗、❺要注、❻牢屋、❼夜・更、❽家内、❾師走、❿憤慨、⓫投棄、⓬機嫌

脳活ポイント

見る力を磨き脳が活性

ダジャレを理解するためには、柔軟な思考力が必要です。空欄を埋めてダジャレを作るさいに、思考力に加え、見る力、言語力が大きく鍛えられると考えられます。

目標時間

50代まで	60代	70代以上
30分	40分	50分

正答数　／24問

かかった時間　分

⑬～㉔のリスト

遭	行	躍	禁	長	小	送	艦	楽	再	延
飽	配	母	刊	飛	診	養	厳	難	殖	心

⑬ラクダに乗ったら移動も□だね

⑭秋田に行くのはもう□きたよ

⑮冬山で□□しそうなんだ

⑯洋食屋さんで□□の魚を食べる

⑰園長先生が保育時間の□□を決めた

⑱最新設備のある病院で□□した

⑲わが社では□□者は昇進できません

⑳現金の持ち歩きは海外旅行では□□だ

㉑「荷物の□□ですか？」「はい、そうです」

㉒秘薬によって病気が□□的に回復した

㉓航空□□が爆発した。ボカン！

㉔観光雑誌が発売日までに□□できなかった

解答 ⑬楽、⑭飽、⑮遭難、⑯養殖、⑰延長、⑱再診、⑲小心、⑳厳禁、㉑配送、㉒飛躍、㉓母艦、㉔刊行

21日目 部首探しドリル

実践日　　月　　日

難易度4 ★★★★☆

各問①～⑤で漢字の書き取りをしたとき、問題の部首がいくつあるか答えてください。漢字の書き取りも問題数に含みます（解答欄には問題の部首がある漢字を青字にしています）。

❶「てへん」（扌）は全部でいくつ？

① □□□（あくりょくけい）を□（つか）う

② □□□□（さいようしけん）を□（う）ける

③ □□（しゃしん）を□（と）る

④ □□（きろく）に□□（ちょうせん）する

⑤ □□□□（しゅしゃせんたく）を□（せま）られる

⑥「てへん」（扌）は□個

❷「しんにょう」（⻌）は全部でいくつ？

① □□□（えんきんほう）で□（か）いた□□（さくず）

② □□（りゅうこう）を□（お）う

③ □□（かこ）を□（ふ）り□（かえ）る

④ □□（しんたい）きわまる

⑤ □（くるま）で□（おく）り□（むか）えをする

⑥「しんにょう」（⻌）は□個

❸「たへん」（田）は全部でいくつ？

① □（はたけ）を□（たがや）す

② □（す）む□□（せかい）が□（ちが）う

③ □□□（けんこうじょう）の□□（りゆう）

④ □□（がか）を□□（めざ）す

⑤ □□□（ばんごうじゅん）に□（なら）ぶ

⑥「たへん」（田）は□個

❹「うかんむり」（宀）は全部でいくつ？

① □□□□（あてさきふめい）の□□（てがみ）

② □□（みんしゅく）に□（と）まる

③ □（まち）の□□（ちあん）を□（まも）る

④ □□（きゃくしつ）の□□（そうじ）をする

⑤ □□（ひみつ）を□（あ）かす

⑥「うかんむり」（宀）は□個

脳活ポイント

記憶力とともに認知力も磨かれる

記憶力がものをいう問題です。じっくり考えて思い出してみましょう。漢字が正しいかどうか文章から判断するので、認知力も鍛えられます。⑥でうっかりミスをしないように気をつけましょう。

目標時間

50代まで	60代	70代以上
20分	30分	40分

正答数　／48問　　かかった時間　分

❺「おんなへん」(女)は全部でいくつ？

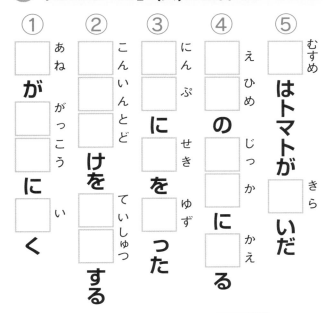

① □（あね）が□□（がっこう）に□（い）く

② □□□（こんいんとど）けを□□（ていしゅつ）する

③ □□（にんぷ）に□（せき）を□（ゆず）った

④ □□（えひめ）の□□（じっか）に□（かえ）る

⑤ □（むすめ）はトマトが□（きら）いだ

⑥「おんなへん」(女)は□個

❻「ぎょうにんべん」(彳)は全部でいくつ？

① □□□（じてんしゃ）で□□（おうふく）する

② □□（はんけい）五センチの□（えん）

③ □□□□（とくいりょうり）は□□（にもの）だ

④ □（えき）まで□□（とほ）三□（ぷん）だ

⑤ □（うし）ろ□（すがた）が□（に）ている

⑥「ぎょうにんべん」(彳)は□個

❼「こころ」(心)は全部でいくつ？

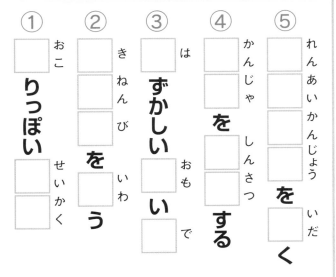

① □（おこ）りっぽい□□（せいかく）

② □□□（きねんび）を□（いわ）う

③ □（は）ずかしい□（おも）い□（で）

④ □□（かんじゃ）を□□（しんさつ）する

⑤ □□□□（れんあいかんじょう）を□（いだ）く

⑥「こころ」(心)は□個

❽「にくづき」(月)は全部でいくつ？

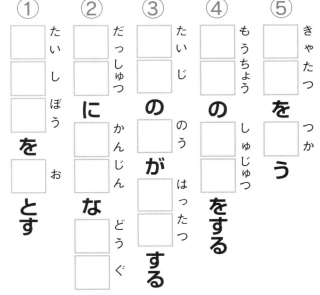

① □□□（たいしぼう）を□（お）とす

② □□（だっしゅつ）に□□（かんじん）な□□（どうぐ）

③ □□（たいじ）の□（のう）が□□（はったつ）する

④ □□（もうちょう）の□□（しゅじゅつ）をする

⑤ □□（きゃたつ）を□（つか）う

⑥「にくづき」(月)は□個

※解答は86ページをご覧ください

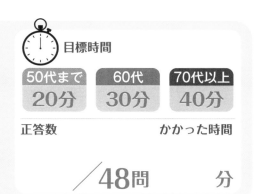

22日目 迷路で言葉クイズ

実践日
月　日
難易度5★★★★★

各マスに書かれたひらがながそれぞれつながって1つの文章になるよう、■のマスを除くすべてのマスを1度だけ通ってスタートからゴールに向かいます。できあがった文章が示す漢字2字を答えてください。

❶

スタート（さ）

さ	■	ぐ	た
む	し	の	め
さ	を	■	に
い	う	お	て
る	い	お	を

ゴール（い）

答え

❷

スタート（わ）

■	わ	た	し
す	が	ん	た
ん	で	げ	ち
る	い	ん	に
わ	く	せ	い

ゴール（い）

答え

❸

スタート（み）

け	る	み	ず
い	れ	い	や
た	い	を	お
う	よ	ゃ	ち
の	よ	う	き

ゴール（き）

答え

❹

スタート（ひ）

ぽ	っ	す	ひ
り	は	が	と
れ	い	た	の
る	ろ	が	し
ふ	く	ぐ	ん

ゴール（ぐ）

答え

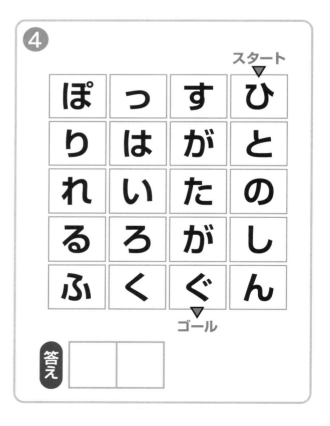

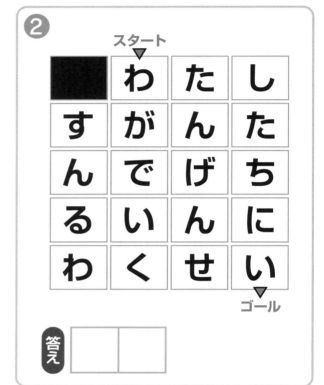

脳活ポイント

読解力が試され強まる

ひらがなで何が書かれているかを認識しながら進んでいくのに、読解力が必要になります。加えて、うまく文がつながるようにするにはどうすればいいのか、限られた時間内での思考力が試されます。

目標時間

50代まで	60代	70代以上
30分	40分	50分

正答数 ／8問　かかった時間 分

⑤

スタート（そ）

そ	ど	い	え
う	な	な	の
じ	く	か	の
や	た	■	し
せ	ん	と	ご

ゴール（と）

答え □□

⑥

スタート（か）

■	か	ん	こ
ゃ	ち	で	ん
く	よ	い	そ
す	う	さ	う
る	い	ふ	く

ゴール（く）

答え □□

⑦

スタート（じ）

わ	ら	じ	め
き	か	た	ん
で	■	し	の
る	あ	た	た
ず	み	い	か

ゴール（ず）

答え □□

⑧

スタート（が）

ば	の	ん	が
い	ば	ひ	い
を	い	う	こ
す	る	ょ	く
と	こ	し	と

ゴール（と）

答え □□

※解答は86ページをご覧ください

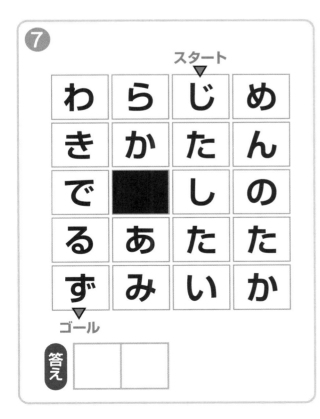

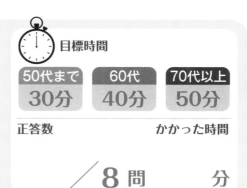

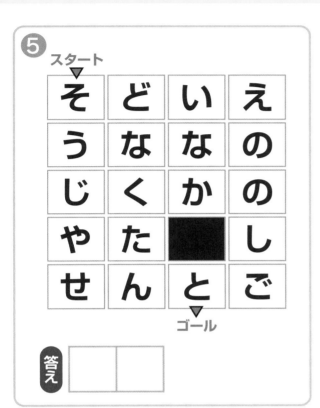

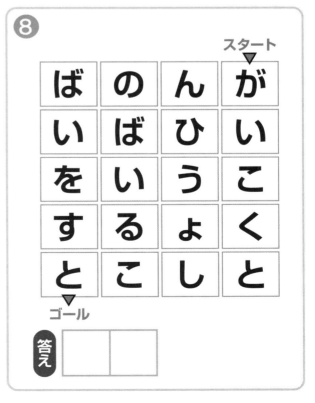

23日目 漢字連想クイズ

実践日

月　日

難易度❸★★★☆☆

❶～⑳にあるカタカナは、ある言葉から１文字抜いて○に置き換えてバラバラに並べたものです。足りない１文字を補ったうえで、正しく並べて漢字でカッコ内に書いてください。下の言葉は答えのヒントです。

❶ チャ○リョ

（　　　　）

玉露　静岡県　八十八夜　カテキン

❷ イエ○ジョイカ

（　　　　）

映画館　学校　公民館　映像

❸ ウ○ンリ

（　　　　）

軒先　短冊　金魚　癒し

❹ キオ○ワケン

（　　　　）

かりゆし　サンゴ礁　ゴーヤ　基地問題

❺ ニッ○コギンウポ

（　　　　）

紙幣・硬貨　財務省　見学　金庫

❻ ズ○ウチョ

（　　　　）

アトラス　大航海時代　地理学　世界

❼ イイタ○イサ

（　　　　）

高校生活　春・秋開催　スポーツ　綱引き

❽ ○ウリショセイス

（　　　　）

ミステリー　名探偵　ドラマ化　江戸川乱歩

❾ ショ○ウダインシ

（　　　　）

長州藩士　松下村塾　倒幕論者　高杉晋作

❿ シイ○カイセ

（　　　　）

奇跡　大逆転　マージャン　作戦

解答 ❶緑茶、❷上映会、❸風鈴、❹沖縄県、❺日本銀行、❻地図帳、❼体育祭、❽推理小説、❾吉田松陰、❿起死回生

脳活ポイント

情報処理能力と洞察力が根づく

文字を全体に眺めたときに、答えが浮かび上がってくるようなら、情報処理能力と洞察力がかなり鍛えられています。わからなければ、想起力を刺激する厳選された言葉のヒントを活用してください。

目標時間

50代まで	60代	70代以上
15分	25分	30分

正答数	かかった時間
／20問	分

⑪ イタン○オイ

（　　　）

カゼ　基礎
わき　水銀

⑫ ○ウエキ

（　　　）

江戸時代　風俗画
見返り美人　狩野派

⑬ ジ○エイタ

（　　　）

国の安全　人命救助
陸上　災害

⑭ ビヨンウ○

（　　　）

週末　花
13日　カレー

⑮ イハス○キ

（　　　）

米　調理器具
圧力釜　しゃもじ

⑯ ザク○イヤ

（　　　）

６年生大学　処方箋
国家試験　病院

⑰ ウドツ○ブン

（　　　）

上野　クマ牧場
ライオン　友好関係

⑱ ンウ○インジョ

（　　　）

旅行　バス
研修　演出

⑲ テウカ○ツク

（　　　）

新世界　ビリケン
展望塔　免震工事

⑳ コ○デウウンシュ

（　　　）

10円100円　駅構内
緊急通報　緑色

解答 ⑪体温計、⑫浮世絵、⑬自衛隊、⑭金曜日、⑮炊飯器、⑯薬剤師、⑰動物園、⑱添乗員、⑲通天閣、⑳公衆電話

24 日目 バラバラ言葉

実践日

月　　日

難易度 ④ ★★★★☆

各問のカタカナは、ある言葉をバラバラにしたものです。ヒントを参考にして正しく並べ替え、もとの言葉を漢字で答えてください。□には漢字１文字が入り、ひらがながあれば表示されています。

① エコガロモ

□□え

ヒント　季節の変わり目　洋服

② イヨウタトウノ

□□の□

ヒント　大阪万博　岡本太郎

③ タキアリヤ

□□□

ヒント　磁器　佐賀県

④ ウミガメジユノ

□□の□□

ヒント　米国の巨大な像　シンボル

⑤ ヤカノジョネ

□□の□

ヒント　年越し　108の煩悩

⑥ ガジタリゲンモノ

□□□□

ヒント　紫式部　恋愛小説

⑦ ミヨガチ

□□□

ヒント　ツル　色とりどり

⑧ コウウシチュウヒ

□□□□□

ヒント　ＮＡＳＡ　毛利衛

⑨ ジンシサンノギュ

□□の□□

ヒント　皇位の象徴　宝物

⑩ ツギノテンガドウルヨ

□□□□の□

ヒント　空飛ぶ列車　宮沢賢治

解答　①衣替え、②太陽の塔、③有田焼、④自由の女神、⑤除夜の鐘、⑥源氏物語、⑦千代紙、⑧宇宙飛行士、⑨三種の神器、⑩銀河鉄道の夜

脳活ポイント

認知力が驚くほど強化される

問題を読んだときに、その語感にとらわれてしまうと答えが見つかりにくくなります。問題を構成しているカタカナ1つずつに注目すると、答えが浮かんできます。くり返せば認知力が驚くほど強化されます。

目標時間

50代まで	60代	70代以上
20分	25分	30分

正答数　／20問

かかった時間　分

⑪ ボウシンツ

□□□

ヒント 成績表　学期末

⑫ モダンインテ

□□□

ヒント 星空　巨大な望遠鏡

⑬ シチュロウクジ

□□□□

ヒント いつも　一日ずっと

⑭ ソジキウクジュ

□□□□

ヒント 家庭菜園　無人島の生活

⑮ カンウオキチンュダ

□□□□□

ヒント 気温上昇　異常気象

⑯ ウクウロドソコ

□□□□

ヒント 時速100㌔　追い越しレーン

⑰ コッイウウウポツ

□□□□

ヒント 逆走禁止　標識

⑱ ジウショイフャヨウノ

□□の□□□

ヒント 自分に無関心　病人に説教

⑲ トウカドションイ

□□□□□

ヒント 文庫　巡回

⑳ ウチョジュロフウ

□□□□

ヒント 健康　仙人

解答 ⑪通信簿、⑫天文台、⑬四六時中、⑭自給自足、⑮地球温暖化、⑯高速道路、⑰一方通行、⑱医者の不養生、⑲移動図書館、⑳不老長寿

25日目 漢字熟語しりとり

実践日

月　　日

難易度5★★★★★

７つの漢字を使い、二字熟語をしりとりで作ります。できた二字熟語の右側の漢字が、次の二字熟語の左側の漢字になります。答えの最初と最後の漢字は１度しか使いません。うまくつながるように埋めてください。

❶ 地 食 故 面 卓 会 意

故		▶			▶			▶
		▶			▶			

❷ 熱 口 中 白 時 紅 間

時		▶			▶			▶
		▶			▶			

❸ 入 風 激 院 突 台 刺

台		▶			▶			▶
		▶			▶			

❹ 滞 略 得 渋 策 納 苦

苦		▶			▶			▶
		▶			▶			

❺ 接 素 悟 触 簡 直 覚

		▶			▶	直		▶
		▶			▶			

❻ 闘 解 嫌 見 機 味 決

		▶			▶	味		▶
		▶			▶			

❼ 惑 同 座 意 星 混 思

		▶			▶	意		▶
		▶			▶			

❽ 典 持 中 続 夜 出 堅

		▶			▶	堅		▶
		▶			▶			

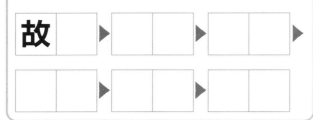

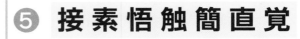

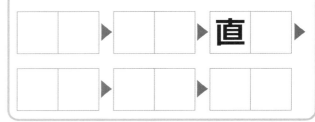

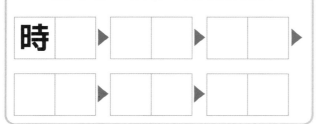

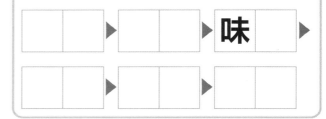

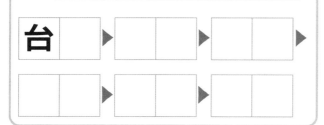

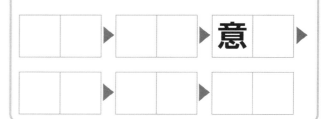

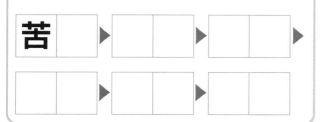

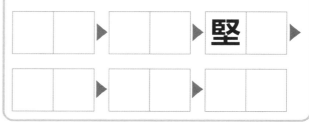

解答
❶故意→意地→地面→面会→会食→食卓、❷時間→間口→口紅→紅白→白熱→熱中、
❸台風→風刺→刺激→激突→突入→入院、❹苦渋→渋滞→滞納→納得→得策→策略、
❺簡素→素直→直接→接触→触覚→覚悟、❻機嫌→嫌味→味見→見解→解決→決闘、
❼混同→同意→意思→思惑→惑星→星座、❽夜中→中堅→堅持→持続→続出→出典

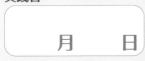

脳活ポイント

言語中枢を一段と磨く!

熟語をしりとりのようにつなげて並べることで、言語中枢である側頭葉を活性化させる効果が期待できます。また、想起力と洞察力、情報処理力も大いに鍛えられます。

目標時間

50代まで	60代	70代以上
30分	45分	60分

正答数 ／16問　かかった時間 分

⑨ 特 居 像 壁 別 城 画

特□ ▶ □□ ▶ □□ ▶
□□ ▶ □□ ▶ □□

⑩ 木 海 素 炭 酸 流 直

海□ ▶ □□ ▶ □□ ▶
□□ ▶ □□ ▶ □□

⑪ 電 結 題 感 凍 話 実

凍□ ▶ □□ ▶ □□ ▶
□□ ▶ □□ ▶ □□

⑫ 頭 魚 石 介 宝 護 金

宝□ ▶ □□ ▶ □□ ▶
□□ ▶ □□ ▶ □□

⑬ 表 家 開 実 発 現 始

□□ ▶ □□ ▶ 発□ ▶
□□ ▶ □□ ▶ □□

⑭ 止 側 血 況 静 縁 近

□□ ▶ □□ ▶ 血□ ▶
□□ ▶ □□ ▶ □□

⑮ 復 参 格 上 往 品 古

□□ ▶ □□ ▶ 古□ ▶
□□ ▶ □□ ▶ □□

⑯ 生 率 躍 割 先 活 引

□□ ▶ □□ ▶ 率□ ▶
□□ ▶ □□ ▶ □□

解答
⑨特別→別居→居城→城壁→壁画→画像、⑩海流→流木→木炭→炭酸→酸素→素直、
⑪凍結→結実→実感→感電→電話→話題、⑫宝石→石頭→頭金→金魚→魚介→介護、
⑬開始→始発→発表→表現→現実→実家、⑭静止→止血→血縁→縁側→側近→近況、
⑮往復→復古→古参→参上→上品→品格、⑯割引→引率→率先→先生→生活→活躍

26日目

四字熟語ジグソー

実践日

月　日

難易度③★★★☆☆

各問には、四字熟語を構成する４つの漢字がそれぞれ４分割された形で提示されています。頭の中で漢字を並べ換えて復元し、書いてある四字熟語を解答欄に書いてください。

①

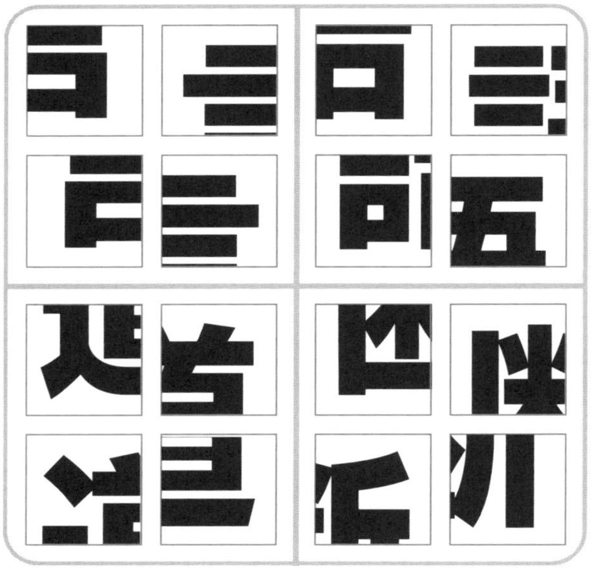

答え

②

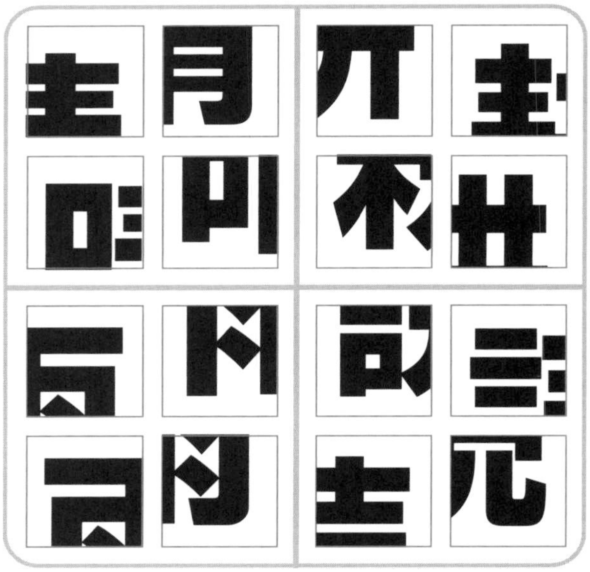

答え

③

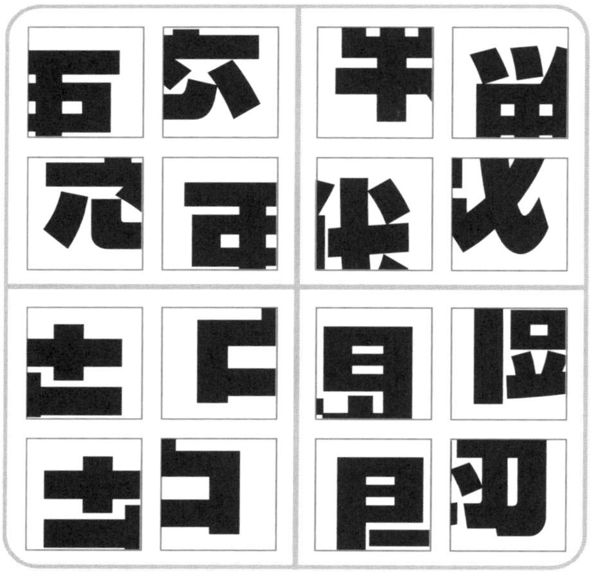

答え

④

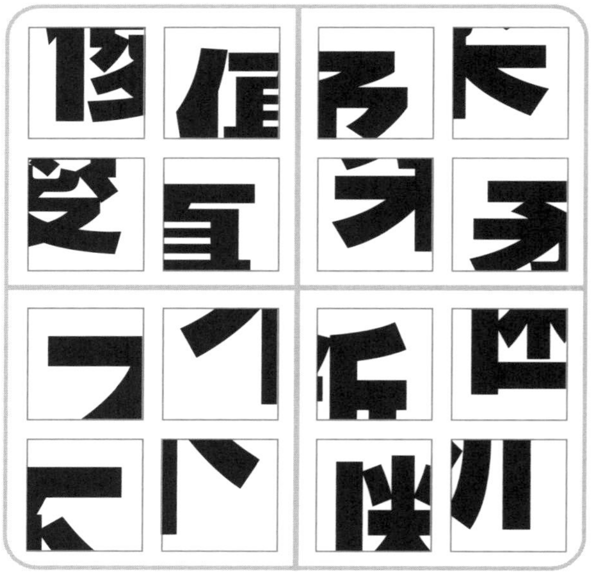

答え

解答 ①言語道断、②晴耕雨読、③悪戦苦闘、④優柔不断

脳活ポイント

直感力も漢字力も身につく

４分割された漢字の完成図を頭の中でイメージすることで、直感力や想像力が鍛えられます。さらに、四字熟語を作成するさいに漢字力や想起力も養われることが期待できます。

目標時間

50代まで	60代	70代以上
10分	20分	30分

正答数 ／8問　かかった時間 分

⑤

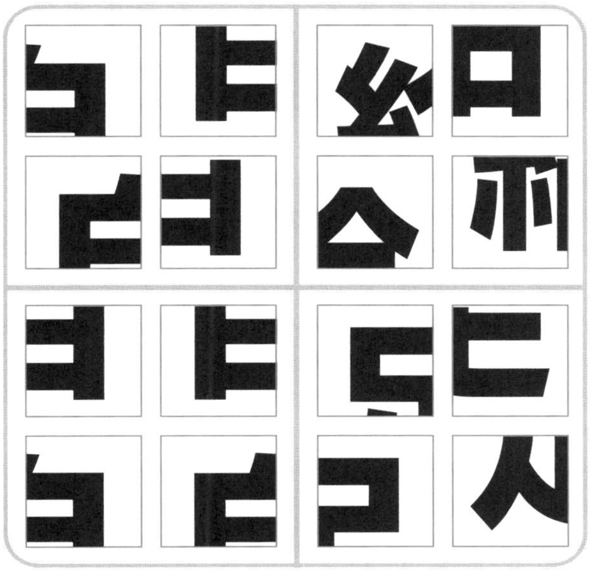

答え

⑥

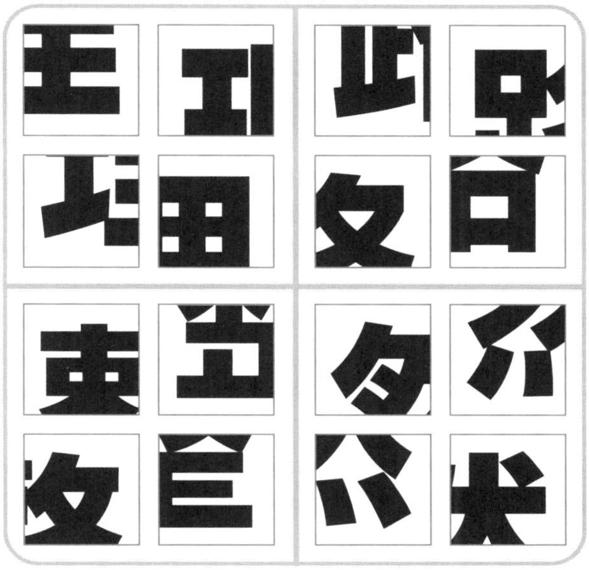

答え

⑦

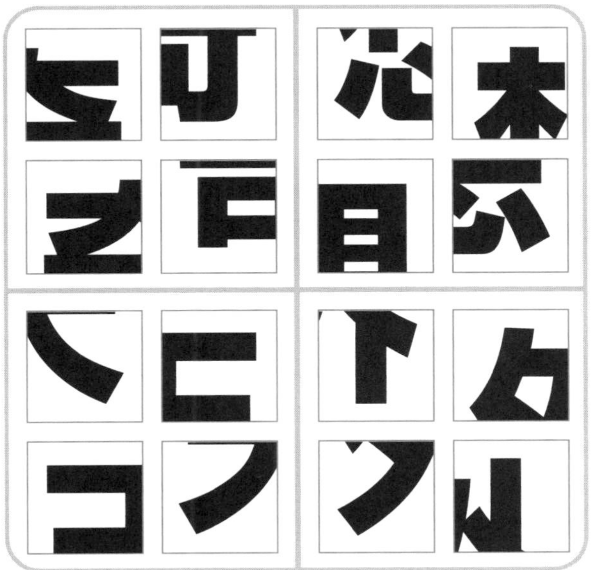

答え

⑧

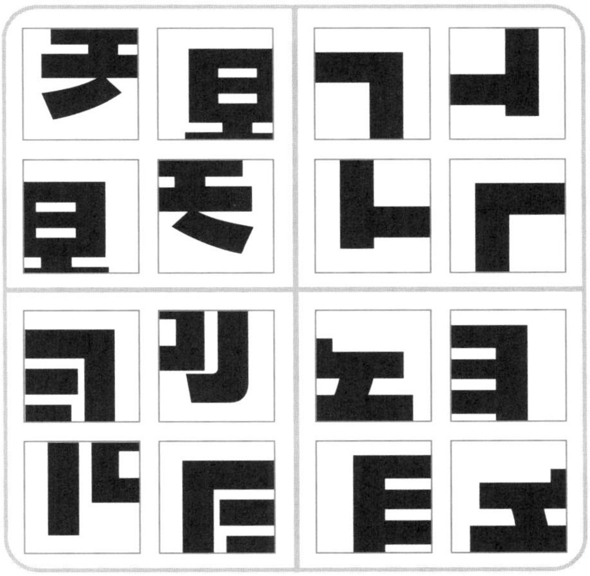

答え

解答 ⑤自給自足、⑥理路整然、⑦奇想天外、⑧異口同音

27日目 反対語4セレクト

実践日

月　日

難易度③★★★☆☆

各問、左側と右側にある熟語は反対語の関係にありますが、右側の漢字１字が消えています。その消えた漢字が何かを、下のヒントにある４つの漢字の中から１つ選び、空欄に書き入れてください。

①吉報⇔□報
ヒント　特　凶　朗　時

②鋭角⇔□角
ヒント　多　曲　丸　鈍

③自国⇔□国
ヒント　愛　異　相　供

④順手⇔□手
ヒント　右　逆　挙　後

⑤黙秘⇔□述
ヒント　叙　後　供　筆

⑥先進⇔□進
ヒント　後　行　直　遅

⑦優等⇔□等
ヒント　上　平　劣　均

⑧専任⇔□任
ヒント　主　前　兼　担

⑨無知⇔□識
ヒント　認　博　意　知

⑩創造⇔模□
ヒント　擬　倣　範　様

⑪野獣⇔家□
ヒント　内　畜　庭　財

⑫雄飛⇔雌□
ヒント　伏　仰　立　止

解答　①凶、②鈍、③異、④逆、⑤供、⑥後、⑦劣、⑧兼、⑨博、⑩倣、⑪畜、⑫伏

脳活ポイント

認知症予防に役立つ習慣がつく

どれも当てはまりそうな紛らわしい漢字がヒントに入っているので、認知力が鍛えられます。日ごろから、漢字に注意を払って記憶に刻み込むクセをつければ、認知症予防に大いに役立ちます。

目標時間

50代まで	60代	70代以上
20分	25分	30分

正答数　／24問　　かかった時間　分

⑬ 進路⇔□路
ヒント 街　退　後　帰

⑲ 悲観⇔□観
ヒント 主　楽　傍　静

⑭ 雨季⇔□季
ヒント 乾　晴　四　夏

⑳ 任命⇔□任
ヒント 就　一　解　委

⑮ 赤字⇔□字
ヒント 白　黒　黄　青

㉑ 栄転⇔□遷
ヒント 上　下　左　右

⑯ 留守⇔□宅
ヒント 在　自　邸　住

㉒ 高価⇔□価
ヒント 廉　定　原　売

⑰ 継続⇔中□
ヒント 心　間　継　断

㉓ 大家⇔店□
ヒント 員　舗　子　宅

⑱ 当主⇔先□
ヒント 客　代　生　刻

㉔ 応募⇔募□
ヒント 集　金　対　至

解答 ⑬退、⑭乾、⑮黒、⑯在、⑰断、⑱代、⑲楽、⑳解、㉑左、㉒廉、㉓子、㉔集

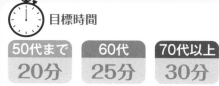

28 日目 数字つなぎ三字熟語

実践日

月　　日

難易度 ③ ★★★☆☆

１の★印から２の●印、３の●印というように各数字の印を順序よく線でつなぐと現れる３文字の漢字を使ってできる熟語を答えてください。最後の数字の印は☆です。最後まで線を引かなくても答えは導けます。

❶

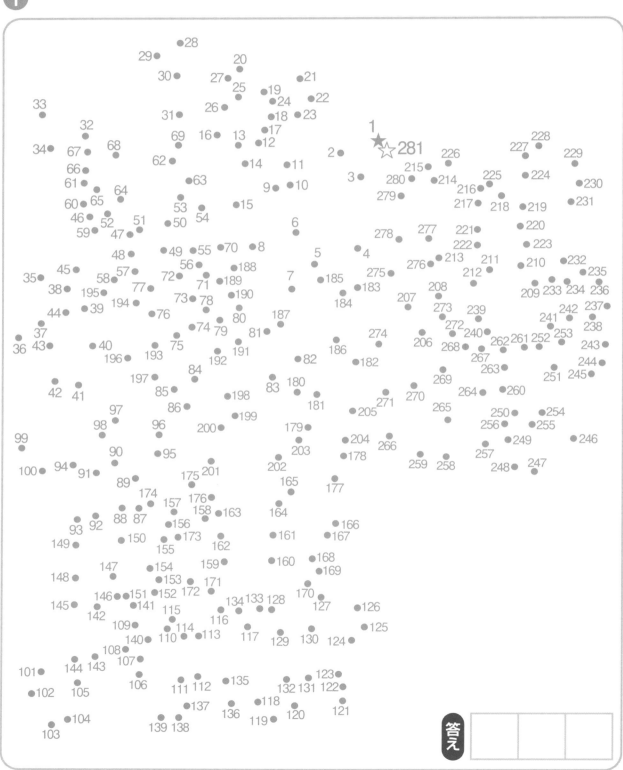

答え

脳活ポイント

見る力を磨き脳が活性

浮かび上がった図形から漢字を読み取り、三字熟語が何かを答えることで、脳の「見る力」の訓練にもなります。また、点を１から順につなげるため、注意力や集中力も鍛えられます。

目標時間

50代まで	60代	70代以上
15分	30分	40分

正答数　／2問

かかった時間　分

❷

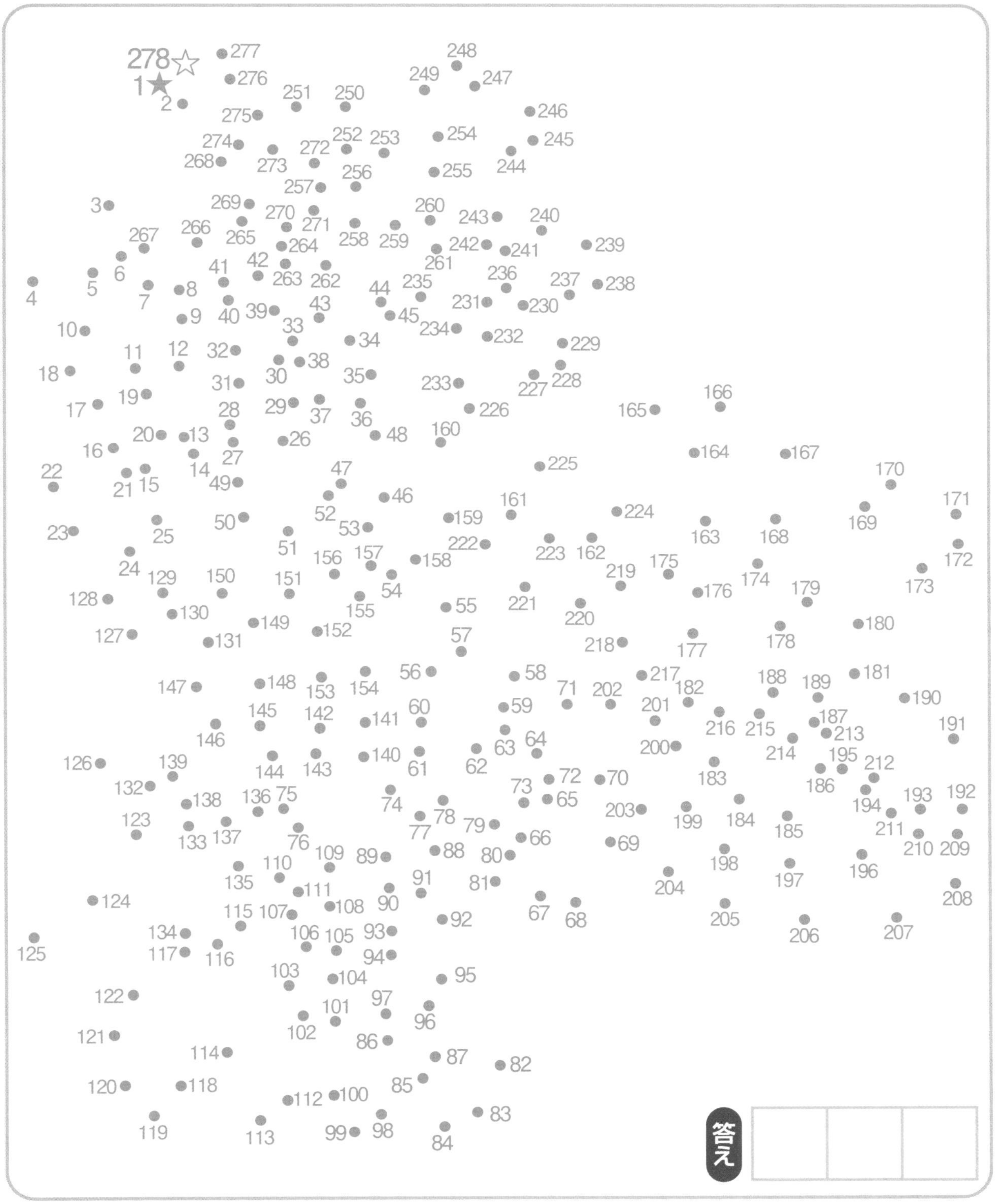

答え

※解答は87ページをご覧ください

29日目 二字熟語クロス

実践日

月　日

難易度④★★★★☆

下のリストから、上下左右にある漢字と組み合わせて二字熟語を４つ作れる漢字を選び、中央のマスに記入します。ページごとに16問すべて解いたら、リストに残った４字の漢字から四字熟語を作ってください。

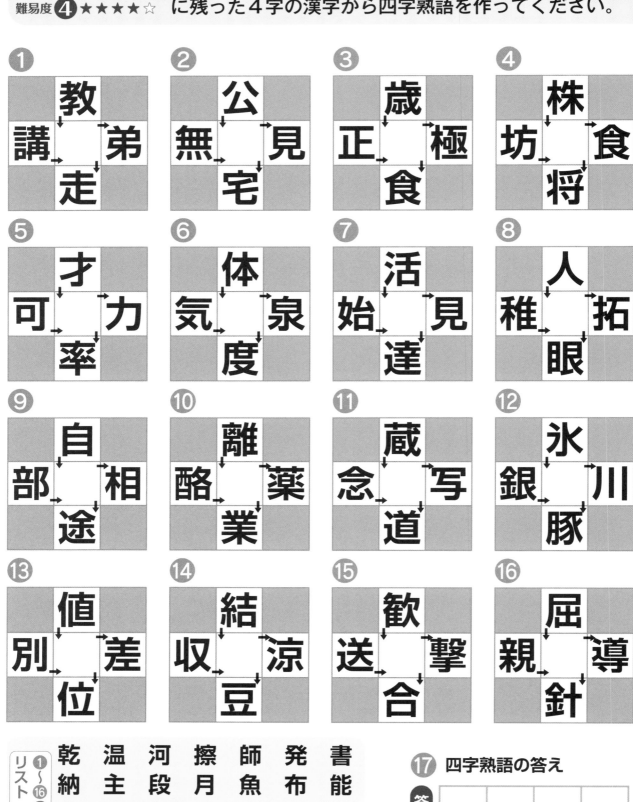

①

	教	
講		弟
	走	

②

	公	
無		見
	宅	

③

	歳	
正		極
	食	

④

	株	
坊		食
	将	

⑤

	才	
可		力
	率	

⑥

	体	
気		泉
	度	

⑦

	活	
始		見
	達	

⑧

	人	
稚		拓
	眼	

⑨

	自	
部		相
	途	

⑩

	離	
酪		薬
	業	

⑪

	蔵	
念		写
	道	

⑫

	氷	
銀		川
	豚	

⑬

	値	
別		差
	位	

⑭

	結	
収		涼
	豆	

⑮

	歓	
送		撃
	合	

⑯

	屈	
親		導
	針	

①〜⑯のリスト

乾	温	河	擦	師	発	書
納	主	段	月	魚	布	能
農	摩	首	迎	指	私	

⑰ 四字熟語の答え

答え

解答 ①師、②私、③月、④主、⑤能、⑥温、⑦発、⑧魚、⑨首、⑩農、⑪書、⑫河、⑬段、⑭納、⑮迎、⑯指、⑰〈四字熟語の答え〉乾布摩擦

脳活ポイント

思考力と想起力を磨く！

４つの二字熟語に共通する漢字を探すのに必要な思考力や想像力・洞察力や、漢字を思い出す想起力が養われると考えられます。また、漢字力や語彙力を向上させる効果も期待できるでしょう。

目標時間

50代まで	60代	70代以上
25分	35分	45分

正答数　　／34問

かかった時間　　分

⑱
内 / 全 □ 姿 / 器

⑲
蔵 / 帝 □ 冠 / 道

⑳
上 / 猫 □ 筋 / 広

㉑
魚 / 紹 □ 入 / 護

㉒
集 / 布 □ 地 / 子

㉓
喫 / 新 □ 色 / 番

㉔
糖 / 気 □ 解 / 類

㉕
座 / 残 □ 速 / 校

㉖
助 / 競 □ 破 / 行

㉗
登 / 鉱 □ 彦 / 車

㉘
許 / 認 □ 燃 / 憐

㉙
宛 / 大 □ 刺 / 札

㉚
縮 / 弱 □ 手 / 豆

㉛
違 / 相 □ 映 / 響

㉜
困 / 非 □ 色 / 局

㉝
降 / 見 □ 道 / 考

⑱～㉝のリスト

医　可　容　難　茶　団　食
背　走　高　同　名　小　反
分　源　参　山　介　王

㉞ 四字熟語の答え

答え □□□□

解答　⑱容、⑲王、⑳背、㉑介、㉒団、㉓茶、㉔分、㉕高、㉖走、㉗山、㉘可、㉙名、㉚小、㉛反、㉜難、㉝参、㉞＜四字熟語の答え＞医食同源

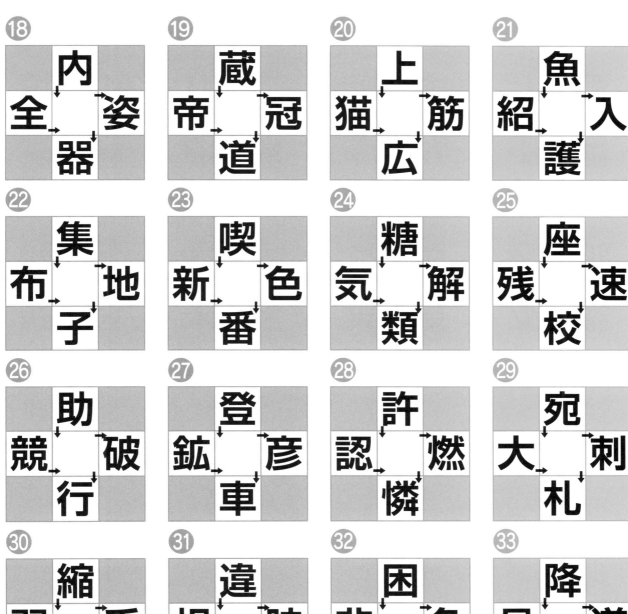

30日目 漢字結び四字熟語

実践日

月　日

難易度❹★★★★☆

A～D群、E～H群の囲みの中にある漢字をそれぞれ１字ずつ、順に結びつけて、合計で24個の四字熟語を作ってください。A～D群、E～H群の漢字は１回ずつ、すべて用います。解答は順不同です。

A群		B群		C群		D群	
悪	七	中	戦	滅	八	中	根
日	事	転	進	模	無	裂	歩
異	五	天	口	動	投	往	索
暗	意	里	往	同	霧	起	闘
驚	支	気	実	苦	未	音	踏
前	右	離	人	左	月	合	地

	A群	B群	C群	D群
❶				
❷				
❸				
❹				
❺				
❻				

	A群	B群	C群	D群
❼				
❽				
❾				
❿				
⓫				
⓬				

解答

❶～⓬七転八起・日進月歩・支離滅裂・前人未踏・事実無根・暗中模索・
右往左往・異口同音・五里霧中・意気投合・悪戦苦闘・驚天動地

脳活ポイント

ひらめきと直感力が磨かれる

漢字一つひとつを見ると、さまざまな熟語が浮かんでくると思いますが、それぞれを関連付けて熟語にするには、ひらめきが不可欠です。パッと見てどれとどれが結びつきそうか、直感力を磨きましょう。

目標時間

50代まで	60代	70代以上
15分	25分	30分

正答数　／24問　かかった時間　分

E群		F群		G群		H群	
相	運	論	婚	芸	放	品	間
健	財	団	康	競	部	人	字
制	象	撲	統	指	食	断	査
陸	世	星	転	時	法	能	技
冷	衛	上	限	免	診	屋	輪
結	伝	形	凍	調	文	許	送

	E群	F群	G群	H群
⑬				
⑭				
⑮				
⑯				
⑰				
⑱				

	E群	F群	G群	H群
⑲				
⑳				
㉑				
㉒				
㉓				
㉔				

解答　⑬～㉔ 相撲部屋・健康診断・制限時間・陸上競技・冷凍食品・結婚指輪・運転免許・財団法人・象形文字・世論調査・衛星放送・伝統芸能

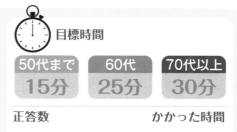

漢字脳活ひらめきパズル⑪ 解答

6日目 部首探しドリル

❶①懐、記憶②快適、生活、送③悟、開④情、涙、出⑤後悔、募⑥ 6、

❷①建築現場、向②算数、苦手③利益、平等、分配④季節、移、変⑤筆箱、忘⑥ 6、

❸①絵画、練習②経験、積③網目、細、服④結婚、約束⑤税金、納⑥ 8、

❹①発表会、台本②着物、裏返③裁縫、得意④書類、紙袋⑤亀裂、防⑥ 5、

❺①国内旅行、楽②家具、固定③回数、重④図、線、囲⑤団地、公園、遊⑥ 7、

❻①国語、課題②事情、説明③雑誌、読④評判、高、作品⑤訴訟、立証⑥ 9、

❼①失敗、成功②奇妙、音、聞③雇用契約、結④演奏⑤部屋、奥、照⑥ 5、

❽①桜、枯②横断歩道、渡③模型、作④盆栽、始⑤梅干、漬⑥ 6

7日目 迷路で言葉クイズ

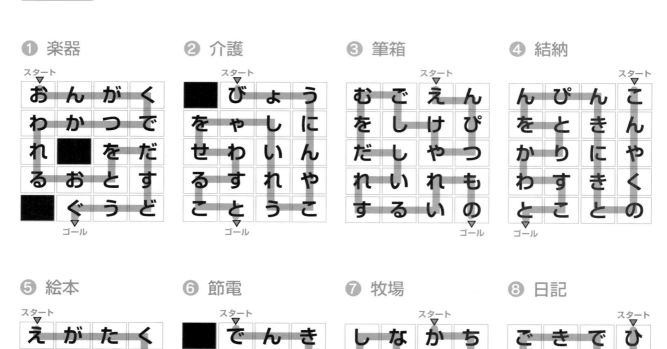

❶ 楽器

お	ん	が	く
わ	か	つ	で
れ		を	だ
る	お	と	す
	ぐ	う	ど

❷ 介護

	び	ょ	う
を	ゃ	し	に
せ	わ	い	ん
る	す	れ	や
こ	と	う	こ

❸ 筆箱

む	ご	え	ん
を	し	け	ぴ
だ	し	や	つ
れ	い	れ	も
す	る	い	の

❹ 結納

ん	ぴ	ん	こ
を	と	き	ん
か	り	に	や
わ	す	き	く
と	こ	と	の

❺ 絵本

え	が	た	く
こ	る	あ	さ
ど	も	て	ん
け	む	い	か
の	ほ	ん	

❻ 節電

	で	ん	き
つ	せ	を	の
や	く	う	し
る	す	ょ	よ
こ	と	り	う

❼ 牧場

し	な	か	ち
が	は	を	く
い	に	し	て
し	ば		そ
ょ	る	て	だ

❽ 日記

ご	き	で	ひ
と	や	の	び
ん	か	く	し
そ	き	ろ	た
う	を	の	も

その他のドリルの解答は各ページの下欄に記載しています。

13日目 数字つなぎ三字熟語

❶

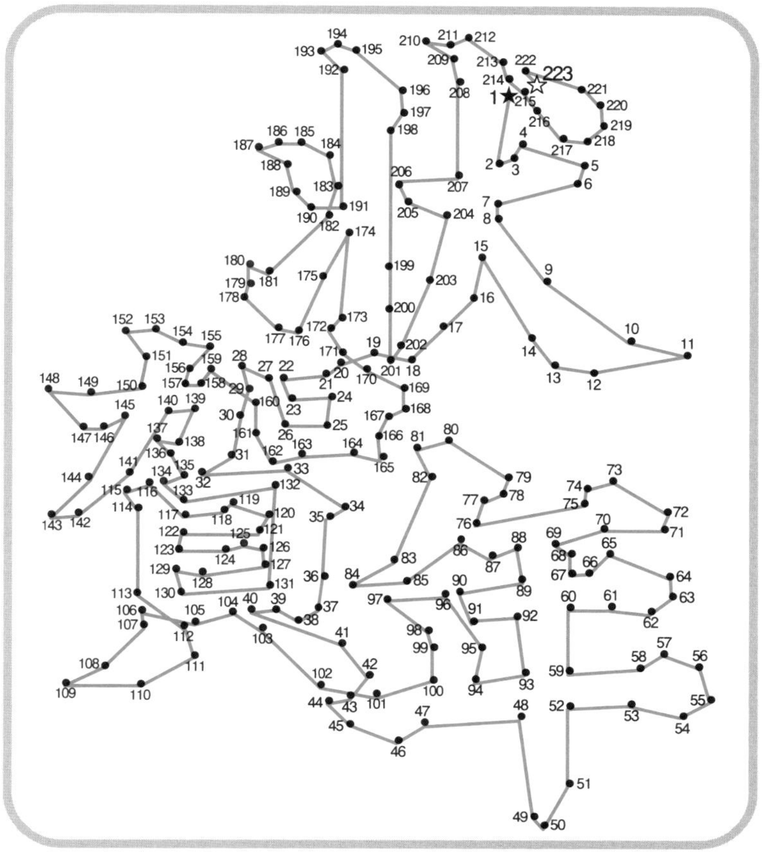

答え 年賀状

❷

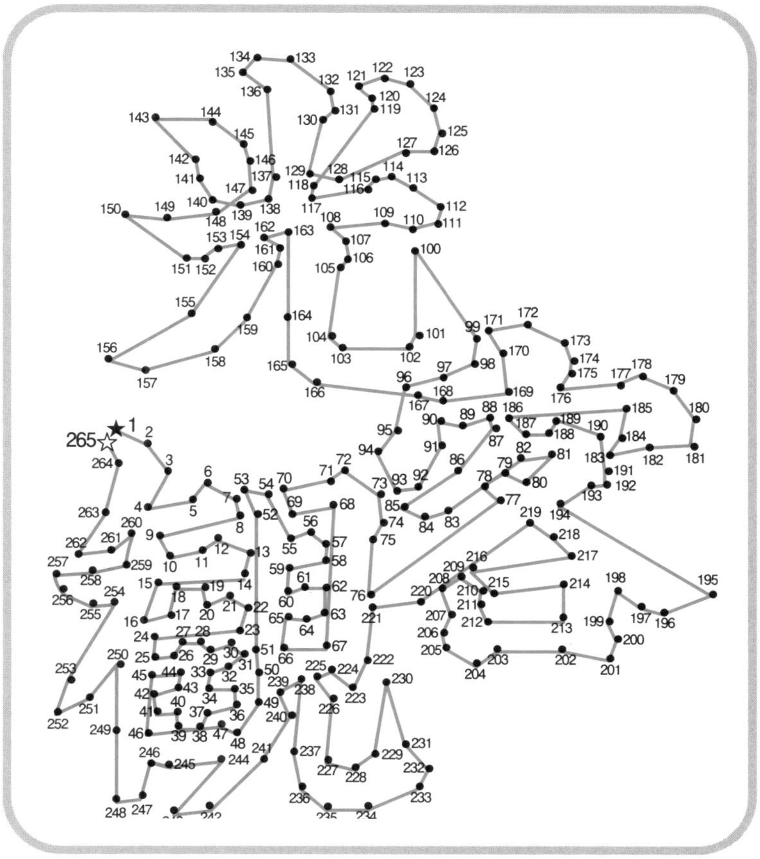

答え 観光客

漢字脳活ひらめきパズル⑪ 解答

21日目 部首探しドリル

❶①握力計、使②採用試験、受③写真、撮④記録、挑戦⑤取捨選択、迫⑥6、

❷①遠近法、書、作図②流行、追③過去、振、返④進退⑤車、送、迎⑥9、

❸①畑、耕②住、世界、違③健康上、理由④画家、目指⑤番号順、並⑥5、

❹①宛先不明、手紙②民宿、泊③町（街）、治安、守④客室、掃除⑤秘密、明⑥7、

❺①姉、学校、行②婚姻届、提出③妊婦、席、譲④愛媛、実家、帰⑤娘、嫌⑥8、

❻①自転車、往復②半径、円③得意料理、煮物④駅、徒歩、分⑤後、姿、似⑥6、

❼①怒、性格②記念日、祝③恥、思、出④患者、診察⑤恋愛感情、抱⑥8、

❽①体脂肪、落②脱出、肝心、道具③胎児、脳、発達④盲腸、手術⑤脚立、使⑥8

22日目 迷路で言葉クイズ

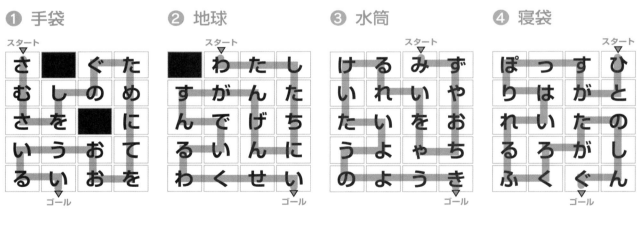

❶ 手袋

スタート

さ	■	ぐ	た
む	し	の	め
さ	を	■	に
い	う	お	て
る	い	お	を

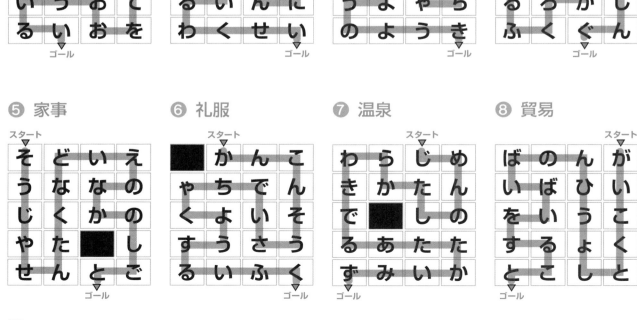

ゴール

❷ 地球

スタート

■	わ	た	し
す	が	ん	た
ん	で	げ	ち
る	い	ん	に
わ	く	せ	い

ゴール

❸ 水筒

スタート

け	る	み	ず
い	れ	い	や
た	い	を	お
う	よ	ゃ	ち
の	よ	う	き

ゴール

❹ 寝袋

スタート

ぽ	っ	す	ひ
り	は	が	と
れ	い	た	の
る	ろ	が	し
ふ	く	ぐ	ん

ゴール

❺ 家事

スタート

そ	ど	い	え
う	な	な	の
じ	く	か	の
や	た	■	し
せ	ん	と	ご

ゴール

❻ 礼服

スタート

■	か	ん	こ
ゃ	ち	で	ん
く	よ	い	そ
す	う	さ	う
る	い	ふ	く

ゴール

❼ 温泉

スタート

わ	ら	じ	め
き	か	た	ん
で	■	し	の
る	あ	た	た
ず	み	い	か

ゴール

❽ 貿易

スタート

ば	の	ん	が
い	ば	ひ	い
を	い	う	こ
す	る	ょ	く
と	こ	し	と

ゴール

その他のドリルの解答は各ページの下欄に記載しています。

28日目 数字つなぎ三字熟語

❶

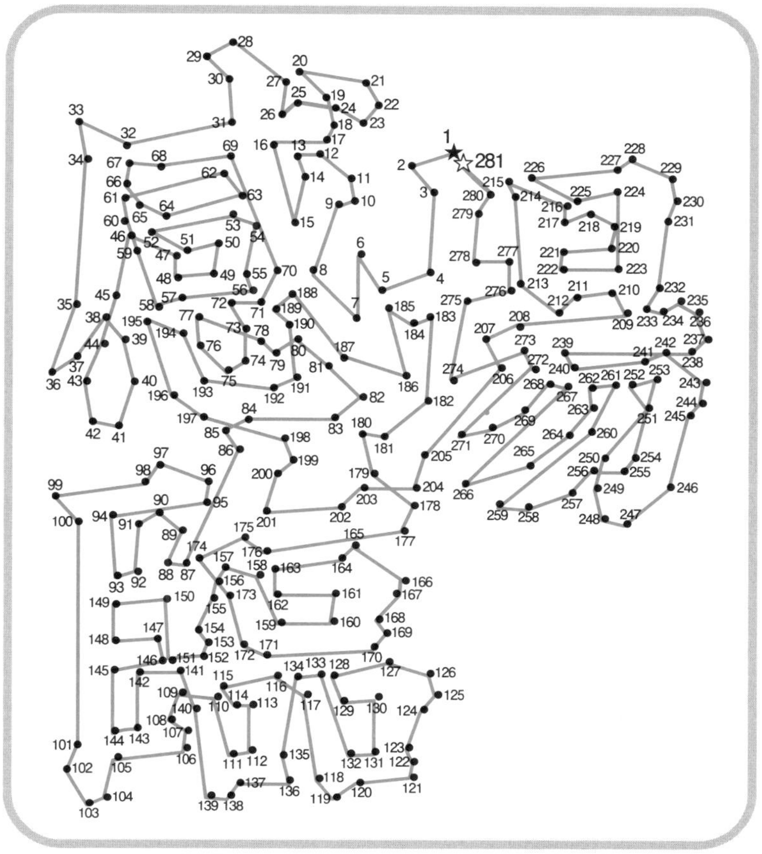

答え 臨 場 感

❷

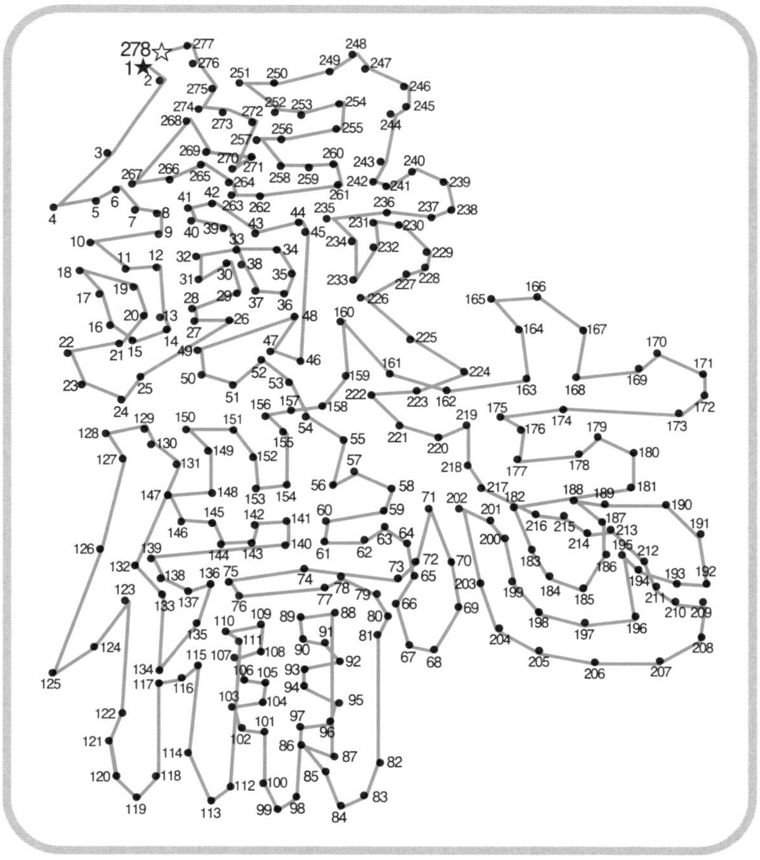

答え 備 忘 録

（忘備録でもOK）

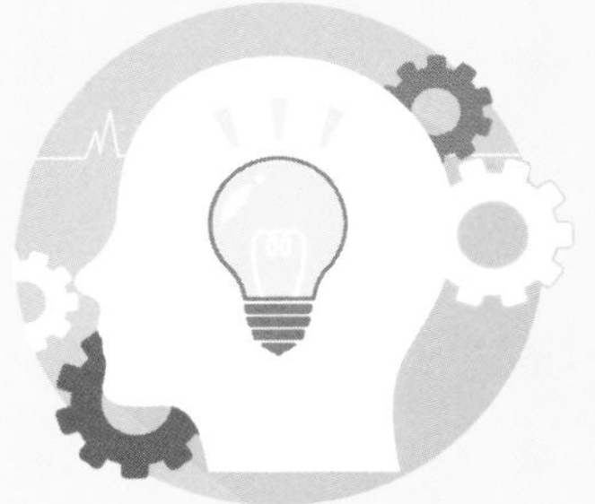

毎日脳活スペシャル
漢字脳活 ひらめきパズル⑪

2023年８月８日　第１刷発行

編集人	小西伸幸
企画統括	石井弘行　飯塚晃敏
編　集	株式会社わかさ出版／谷村明彦
装　丁	カラーズ
本文デザイン	石田昌子
写　真	石原麻里絵（fort）
イラスト	前田達彦　Adobe Stock
発行人	山本周嗣
発行所	株式会社　文響社 〒105-0001 東京都港区虎ノ門２丁目２－５　共同通信会館９階 ホームページ　https://bunkyosha.com お問い合わせ　info@bunkyosha.com
印　刷	株式会社　光邦
製　本	古宮製本株式会社

ISBN 978-4-86651-654-7

本書のドリル問題は、一部を除き『脳活道場』（わかさ出版刊）に掲載されたものを一部改変の上、収録しています。

この本に関するご意見・ご感想をお寄せいただく場合は、
郵送またはメール（info@bunkyosha.com）にてお送りください。

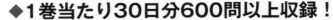